東京労災病院 管理栄養士監修

カラダにやさしい
コンビニごはん
100

管理栄養士 平澤芳恵 東京労災病院
治療就労両立支援センター

JN012474

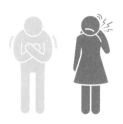

小学館

はじめに

選び方のコツを知れば、コンビニごはんでも健康的な食事ができます

入職してから20年近く。働く人の様々な栄養相談に乗ってきました。東京労災病院がある大田区は製造業の町。町工場や鉄工所、のり屋さん、タクシーやトラック、バス運転手、羽田空港で働くCAやパイロット、整備士、もちろん看護師をはじめとした病院内のスタッフまで……。

そして8年前から、あるゲーム制作会社を毎月訪問し、プログラマー、デザイナー、ディレクターなど体重が多めの人や生活習慣病が気になる人たちの栄養相談を担当しています。

私は病気を患った人の栄養相談より、健康診断や人間ドックを受ける人にどうすれば病気にならないのか、悪化を続ける検査データの改善を図るにはどうしたらよいか、管理栄養士として予防医療の観点から食生活の提案をする仕事を始めました。

当時の私は、「なるべく自炊をしましょう」「野菜を料理してたくさん食べましょう」と相手の生活背景を考えず、通り一遍のアドバイスをしていました。中でもよく栄養相談をしていたのがタクシー運転手さん。彼らに「ラーメンや丼を避けましょう」と指導していましたが、一向に自炊する気配が見えないばかりか、どんどん体重が増えて、メタボリックシンドロームまっしぐら。どうしたらよいのだろう……。

相手の立場に立って考えてみると、夜遅くまでくたくたになるほど働いている人に「毎日、自炊しましょう」と言っていたことが、一方的な押しつけであることに気づきました。そう、働く人に自炊はハードルが高かったのです。

そこで外食やコンビニの野菜が多いメニューを実際に食べてリサーチしたうえでアドバイスをするようにしました。

ある日、毎年アドバイスしているタクシーの運転手さんが、健診後の栄養相談で、「外食では定食を。コンビニではサラダをプラスすればいいことはわかったけれど、『この商品を食べて！』と言ってくれたほうが助かる。選ぶのが面倒でカップラーメンや唐揚げ弁当ばかりになる」とおっしゃいました。確かに、食事を選ぶことを面倒に思う人は意外と多いのです。忙しく働いていたら、じっくり選んでいる余裕はないよな……と反省しました。

それからはコンビニごはんを自分で食べて、撮影して、リーフレットを制作し、病院のホームページにも毎月2回掲載するようにしました。また、2013年には深夜勤務者の食生活調査をスタート。データを集めてみると、深夜にコンビニを利用する人は8割以上。深夜・交代勤務の人はおにぎりやサンドイッチ、パスタなどをよく食べていることが明らかになりました。深夜労働は体力的にも精神的にも過酷です。さらに栄養バランスが偏った食事をしていたらどんどん不健康になるではないか、との想いから研究の成果物としてコンビニメニューを中心とした『深夜勤務者のための食生活ブック』を作成することにしました。思いのほかこの冊子の反響が大きく、話題となりました。

本書では、この食生活ブックを基に様々な不調や健康上の悩みを抱えた人に向けて、コンビニごはんの選び方のコツを紹介しています。もちろん薬ではないので、それで病気が治るというわけではありませんが、栄養バランスを考えた選び方を知っていれば健康的な食事になります。

今あなたが食べているものは、10年後の健康につながる――大切なカラダへの投資なのです。本書があなたの食生活を変えるきっかけとなり、コンビニに行くのが楽しみになることを、心より願っています。

東京労災病院治療就労両立支援センター
管理栄養士　平澤芳恵

東京労災病院 管理栄養士監修

カラダにやさしいコンビニごはん100

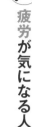

※地域により、商品・価格・発売日・仕様などが異なる場合があります。
※店舗により、取り扱いがない場合があります。
※画像はイメージです。

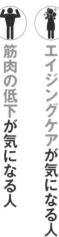

選び方のポイント

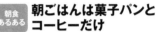

当てはまりませんか!?

NGパターン

昼食 あるある お昼は手軽なカップラーメンばかり

デスクでさくっと！時間も昼食代も節約できて♥

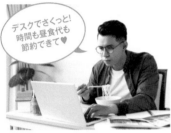

➡ 血圧が上昇する危険性大!

お金も時間も節約できる手軽なカップラーメン。ストックもできるので働く人の強い味方！ でも、一般的に400kcalほどしかなく、1食の目安600〜700kcalで考えると、実は不十分。それでは足りないからと、菓子パンなどを追加する人もよく見ますが、バランスをよくするならトッピングが便利。温泉卵や魚の缶詰をのせることで栄養バランスは高まります。さらに塩分の排出を促すカリウムが摂れる「もずく」や「刻みネギ」もコンビニのお宝アイテム。トッピングをプラスαして、カップラーメンをヘルシーに食べてみては？

朝食 あるある 朝ごはんは菓子パンとコーヒーだけ

用意が簡単で短時間で食べられる。甘いものも好きだしね♥

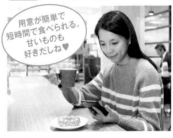

➡ 糖尿病のリスクが高まる!

朝食を菓子パンなどで軽く済ませる人が増えています。特に20〜30代の男女に多いとの報告も。菓子パンは糖質を多く含み、急激に血糖値を上げるため、多くのインスリン（血糖を下げるホルモン）を必要とします。このような偏った食事を繰り返すと将来的にインスリンを分泌する膵臓の働きが弱くなってしまいます。たんぱく質や野菜を含むスープやサラダをセットにし、それらを先に食べることで予防できます。もしくは野菜やたんぱく質が充実したサンドイッチや総菜パン、食物繊維が豊富なもち麦のおにぎりを選ぶのも手です。

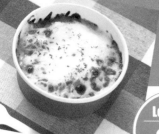

栄養バランスを考える

コンビニごはん

こんな〝あるある〟

コンビニごはんの

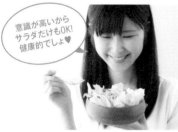

ダイエット あるある 健康意識が高いから
サラダばかり食べてます!

意識が高いから
サラダだけもOK!
健康的でしょ♥

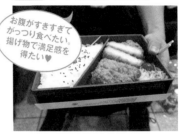

夕食 あるある 夜はがっつり!
いつも揚げ物弁当

お腹がすきすぎて
がっつり食べたい。
揚げ物で満足感を
得たい♥

➡ 実はたんぱく質不足かも!

「おにぎりとサラダ。これがいつも
の私のランチ。低カロリーだし、栄
養バランスもバッチリ♥」。一見ヘ
ルシーですが、これ、実は女性に多
い落とし穴。この組み合わせは、約
300kcalと超低カロリー。野菜は摂
れていても、たんぱく質が不足して
います。「おにぎりとサラダ」を選
ぶなら、サラダチキンやゆで卵が入
ったものをチョイスするか、これら
を単品でプラス。またおにぎりの具
をツナ、肉そぼろなどにしてみるの
も手。女性の多くは筋肉が不足気味。
たんぱく質は筋肉の材料になるので、
食事から摂取しましょう。

➡ メタボ街道まっしぐら!

朝は食べず、昼も菓子パンだけ。夜
遅くまで働くとお腹がすきすぎて思
考停止するから、とりあえず、がっ
つり食べる……そんな1日、思い当
たりませんか? でも、揚げ物弁当
の中には1000kcal超のものも。さら
に夜遅くに満腹にして寝てしまうと
睡眠の質の低下、中性脂肪や悪玉コ
レステロールの上昇などにつながり
ます。揚げ物弁当の代わりに、焼き
肉弁当や魚の弁当はいかが? それ
では満足できないという人はせめて、
サラダを食べてからメインを食べて
ビタミンや食物繊維の力を借りて、
ヘルシー度をアップ!

健康食を選ぶ「食事選択力」を養おう!

バランスよく食べるコツ

主食・主菜・副菜で しっかり栄養バランスを!

どのような料理の組み合わせが健康のために望ましいのでしょうか。年齢や健康状態、カラダを動かす量でも理想の食事は異なりますが、基本的な考え方は、**主食・主菜・副菜**でバランスを取ることです。栄養素でいうと**炭水化物・たんぱく質・食物繊維**。具体的には、**ごはん・肉や魚・野菜**をイメージするとわかりやすいでしょう。

食事を手早く済ませたい時に、おにぎりを選ぶ人は多いと思いますが、炭水化物に偏ってしまいます。できれば、もう一品プラスし、チキンや卵の入ったサラダを選ぶと、たんぱく質と食物繊維、ビタミンなどが加わります。選び方のコツを覚えれば、自分の好きな食べ物で組み合わせられます。

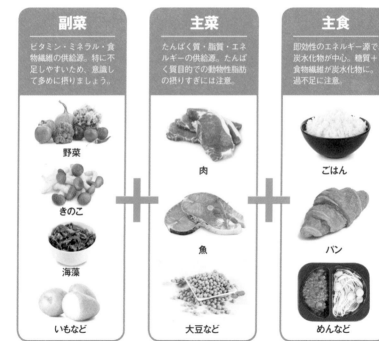

副菜	主菜	主食
ビタミン・ミネラル・食物繊維の供給源。特に不足しやすいため、意識して多めに摂りましょう。	たんぱく質・脂質・エネルギーの供給源。たんぱく質目的での動物性脂肪の摂りすぎには注意。	即効性のエネルギー源で、炭水化物が中心。糖質+食物繊維が炭水化物に。過不足に注意。

副菜 — 野菜 / きのこ / 海藻 / いもなど

＋

主菜 — 肉 / 魚 / 大豆など

＋

主食 — ごはん / パン / めんなど

Lesson 03

解決策はカリウムと表示を見ること!

塩分を控えるコツ

日本人の1日当たりの摂取基準

| 塩分 | 男性:7.5g未満 |
| | 女性:6.5g未満 |

目安

汁物
（汁椀1杯約1〜1.5g）

煮物
（小鉢約1.5〜2g）

手軽だからといって、めん類ばかり食べていませんか？ 日本人は食事の塩分量が多くなりがち。コンビニごはんは、最近かなり減塩志向になってきましたが、1食当たりでみると3〜4gで及第点。オーバーするものも多いのです。**解決策はサラダや野菜を含んだ総菜を組み合わせること。** 塩分の排出を促すカリウムが含まれるからです。年齢が高くなると高血圧や生活習慣病も気になってきます。めん類のスープを多めに残すなど、減塩の工夫をしましょう。

Lesson 04

現代人は野菜が不足しがち

野菜を摂るコツ

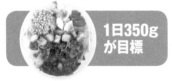

1日350g が目標

目安

きんぴらごぼう
約70g

ほうれん草の
ごま和え
約70g

かぼちゃの煮物
約70g

1日350gの野菜を食べることは健康によいとわかっていても、実践が難しいという人も多いのでは？ 選ぶのが面倒、どんな野菜がよいのか迷うという人は、多品目が摂れる商品を選ぶとよいでしょう。「1／2日分の野菜が摂れる」「〇品目使用」などの商品を選ぶだけでも野菜量がアップしてバランスがよくなります。できれば緑だけではなく、緑黄色野菜にも注目すると栄養価がアップ。さらに野菜から先に食べる**ベジファースト**も意識しましょう。

性別、年齢に即した熱量を知りましょう

1日に必要な熱量を知る

カロリー

そもそも、あなたはどのくらい?

カロリーを気にせず、おいしいものを食べたいだけ食べられればいいのですが、そうはいきません。健康になるために、1日に必要な熱量（カロリー）を知っておくと便利。下の表では熱量を、3つの身体活動レベル「I低い」「II ふつう」「III高い」に分け、本書では、運動習慣がない、座り仕事、体重が気になる、年齢が高めなどの人向けに**「I低い」を目安**としています。

もちろん、活動量が多めの人はエネルギーアップでOK。その場合は200〜300kcalプラスを。性別や年代によりますが、例えば、30〜40代男性であれば、1日に必要な熱量が2300kcalなので、1食当たりの目安は700kcal前後になります。

男女別&年齢別の1日に必要な熱量（カロリー）

女性	熱量	男性	熱量
18〜29歳	1650kcal	18〜29歳	2300kcal
30〜49歳	1750kcal	30〜49歳	2300kcal
50〜69歳	1650kcal	50〜69歳	2100kcal
70歳以上	1500kcal	70歳以上	1850kcal

※厚生労働省「日本人の食事摂取基準（2015年版）」に基づき、指標値を採用。
※熱量は身体活動レベル「I低い」の数値を指します。

レベルI 低い
生活の大部分が座位で、静的な活動が中心の場合

レベルII ふつう
座位中心の仕事だが、職場内での移動や立位での作業・接客など、あるいは通勤・買い物・家事・軽いスポーツなどのいずれかを含む場合

レベルIII 高い
移動や立位の多い仕事への従事者。あるいは、スポーツなど余暇における活発な運動習慣を持っている場合

身体活動レベルについて

次のページで、肥満（BMI：25以上）で減量が必要な人は、身体活動レベルIのエネルギー量を目安にしましょう。また、身体活動レベルが低めの人は、日常の中でこまめに活動量を増やしたり、運動をしたりして、カラダを動かす習慣を取り入れ、活動量を増やすことも意識しましょう。

体重管理のコツ

知っておきたい自分のBMIと体脂肪を落とすために必要なカロリー

まずは自分の体重が多いのか少ないのかチェックしてみましょう。
BMI（Body Mass Index）は肥満度を見る指標のひとつです。

BMIの計算式

体重(kg)÷身長(m)÷身長(m)＝BMI
例：身長170cm、体重63kgの人の場合　63÷1.7÷1.7=21.7

BMI判定表	
やせ	18.5未満
標準	18.5〜25.0未満
肥満	25.0以上

■ BMI判定表

身長	BMI 18.5	BMI 22	BMI 24.9
150cm	41.6kg	49.5kg	56.0kg
155cm	44.4kg	52.9kg	59.8kg
160cm	47.4kg	56.3kg	63.7kg
165cm	50.4kg	59.9kg	67.8kg
170cm	53.5kg	63.6kg	71.9kg
175cm	56.6kg	67.4kg	76.3kg
180cm	59.9kg	71.3kg	80.6kg
190cm	66.8kg	79.4kg	89.9kg

↓↓↓　肥満気味だった人はCheck！　↓↓↓

体脂肪1kgを落とすために必要なカロリー

体脂肪1kg＝約7000kcalの消費が必要
7000kcalのカロリーを燃焼するには……
1か月で……7000kcal÷30日＝約230kcal／日
2か月で……7000kcal÷60日＝約120kcal／日
3か月で……7000kcal÷90日＝約80kcal／日
の調整が必要です。

230kcalに相当する食べ物の例
● ハンバーガー 1個
● カスタードプリン 1個
● シュークリーム 1個
● どら焼き 1個
● ビール500ml 1缶など

見れば健康を勝ち取れる!!

栄養成分表示の活用法

食品のパッケージなどに記載されている「栄養成分表示」を確認したことはありますか? 正しい見方を知れば、熱量（カロリー）はもちろん、食事をバランスよく組み立てる情報を得ることができるだけでなく、気になる健康不安を解消する一助になります。

栄養成分表示を見る時のポイント

栄養成分表示（1包装当たり）

- **POINT 1** 熱量　　　〇〇〇kcal
- **POINT 2** たんぱく質　　　〇〇g
- **POINT 3** 脂質　　　〇〇g
- **POINT 4** 炭水化物　　　〇〇g
　　　（糖質 〇〇g　食物繊維 〇〇g）
- **POINT 5** 食塩相当量　　　〇〇g

コンビニ弁当のフタや裏側に貼られているシールには、1包装当たりの栄養成分表示が記されている。
ここをチェック

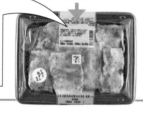

POINT 1　カラダを動かすのに必要な活動の源 熱量（カロリー）

まずは基本である「カロリーをチェックする」ことから意識してみましょう。ある調査によると、〝栄養成分表示を見ている人ほど、自分の摂取カロリーを把握している〟という分析結果が出ています。つまり、しっかり健康管理ができているということ。また自分が食べている食品のカロリーを知ると、商品選びで迷った時の指標になります。慣れてくると、商品を見るだけで、おおよその熱量を予想できるようになるでしょう。10ページに掲載した1日に必要な熱量を目安に、カロリーを摂りすぎないよう注意しましょう。

POINT 2　カラダを作る重要な栄養素 たんぱく質

たんぱく質というと筋肉を作る!　とイメージする人が多いかもしれませんが、むしろカラダを作る、最も重要な栄養素といったほうが正しいでしょう。人の体内では合成されない必須アミノ酸は、食品から摂取しなければなりません（体重1kg当たり0.8〜1.2ｇ／日が目安）。活動量（トレーニングなど）が多い人はさらに多めの設定でもOK。めん類はたんぱく質が少ないものもあるため、表示を確認して不足しないように注意しましょう。

POINT 3　超パワフルなエネルギーのもと 脂質

細胞膜の構成成分となり、ビタミンやホルモンの生成にも関わり、血液の材料としても重要な働きをします。1g当たり9kcalと非常にエネルギー量が多いので、総摂取エネルギーの20〜30％に抑えるのが理想的。例えば、1日の摂取エネルギーを2000kcalに抑えたい人は、1日の脂質量は44g〜67g程度、1食当たり20g前後を目安にするとよいでしょう。

POINT 4　糖質と食物繊維からなる 炭水化物

炭水化物は、3大栄養素のひとつで、食物として体内に取り入れられエネルギー源となる「糖質」と、体内の消化酵素では消化できない「食物繊維」で構成されています。実際、栄養成分表示で、炭水化物は糖質と食物繊維の合計で表示されています。糖質制限ダイエットをしている人は、まずこれをチェックします。確かに糖質の摂りすぎは、肥満をはじめとした生活習慣病を招く恐れがあります。しかし、極端な糖質制限が続くと、体力の低下や疲れやすくなるなど健康への影響も出てきますので、適切な摂取を心がけましょう。食物繊維は男性では1日20g以上、女性の場合では1日18g以上の摂取が目安です。20歳以上の平均摂取量は1日当たり15g程度だった……という報告もあり、意識しないと食物繊維は不足しがちに。栄養成分表示をチェックして、たくさん含まれている商品を選ぶようにしましょう。

POINT 5　ナトリウムと塩素が結合した 食塩相当量

以前はNa(ナトリウム)表記だったため、換算式を用いて計算しないと食塩相当量が把握できませんでしたが、「食塩相当量」の表示が義務化されたため、そのまま含まれている塩分の量を把握できるように。厚生労働省の「日本人の食事摂取基準(2020年版)」によると、適量は男性が7.5g未満、女性が6.5g未満となっており、1食当たりにすると3g前後が目安となります。コンビニの商品はやや塩分が多い傾向。そのため、ドレッシングは控えめに使用し、めん類を食べる時は、スープを残すなどの工夫をしましょう。またレジ横のコロッケなどは下味がしっかりついているのでソースなしでも食べられます。ぜひ、お試しを。

原材料表示の見方

食品の原材料名が表示される順番にルールがあることをご存じでしょうか？　おおまかにいうと、重量の多いものから並んでいます。例えば、糖分が入った飲料では砂糖がダントツ。さらにデザートの栄養成分表示を見ると、砂糖よりも生クリームが1番目に記載があるものも。チェックしてみると様々な発見がありますよ。

品名:清涼飲料水

原材料名:砂糖、牛乳、全粒乳、いちご果汁、脱脂粉乳、ココナッツオイル、デキストリン、食塩/香料、乳化剤、ビタミンC、カルミン酸色素、甘味料(ステビア)

内容量:500ml

食物アレルギーがある人は、栄養成分表示のそばに記される原材料のチェックをしっかりしよう。

ごはんの量や揚げ物を控えるのがポイント!

肥満が気になる人

運動不足やテレワークなどで消費カロリーが低下したことで、体重が増えたという声をお聞きします。実際、1日に**300kcalほどエネルギー消費**が低下しているという報告も。例えば、それを**1か月換算すると**300(kcal)×30(日)＝9000kcal。1kgの体脂肪を燃焼するために必要なエネルギーは約7000kcalなので、日々300kcal消費されないと**1か月で約1.3kg体重が増加**することになります。それを回避するために運動不足の解消に努め、食事からの摂取カロリーにも注意が必要です。10ページの1日に必要な熱量を参考に、栄養成分表示に記載されているカロリー表示に注目してみましょう。表示を見るのが面倒な人は、**ごはんの量が多い弁当や揚げ物を避けるなどで熱量を抑えましょう**。

肥満につながる生活習慣チェック

※1つでも該当する人は生活習慣、食生活を見直しましょう。

- [ ] 早食い
- [ ] 肉料理の摂取が多い
- [ ] 野菜をあまり食べない
- [ ] お菓子をよく食べる
- [ ] ごはんは大盛りまたはおかわりをする
- [ ] 糖分が入った飲み物をよく飲む
- [ ] ストレスを抱えている

こんな食べ物は要注意!

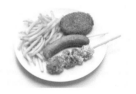

レジで支払いをする時、目につくのがコロッケ、チキンなどの揚げ物。満腹感が得られにくい割に300〜400kcalとかなり高カロリーなので、体重が気になる人は、グッとこらえましょう。

間食は食物繊維が豊富なものを!

甘栗 　くるみ

アーモンド 　ドライフルーツ

左のような食物繊維が豊富な食品は、コレステロールの排出を促す作用があります。ただし、いずれもカロリーが高いので量には注意が必要。噛みごたえもあって、満腹感を得られやすいのも◎。

多品目を選んでバランス重視。よく噛んで早食い防止

銀鮭と豊富な副菜でバランスは

しっとり仕立て！銀鮭焼漬け幕の内
594円

ミネラルが摂れる海藻入り！

10種具材のミックスサラダ
203円

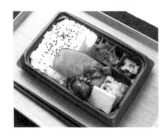

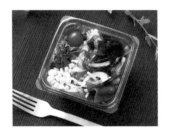

カロリー	583kcal
たんぱく質	24.4g
脂質	17.5g
炭水化物	85.0g 【糖質：78.7g】 【食物繊維：6.3g】
食塩相当量	2.6g

カロリー	32kcal
たんぱく質	1.4g
脂質	0.4g
炭水化物	6.8g 【糖質：4.7g】 【食物繊維：2.1g】
食塩相当量	0.7g

バランス度
★★★

肉ではなく魚をチョイス！　たんぱく質は弁当のおかずだけで十分なので、サラダはシンプルに野菜だけのものをプラスしました。海藻、ブロッコリーなどでビタミン、ミネラルがアップします。

カロリー度
★★★

合計は615kcal。夜遅くに食事をする男性にもおすすめ。エネルギーの割には食べごたえがある組み合わせです。

あっさり度（塩分）
★★★

サラダのドレッシングを計算に入れていませんが、合計は3.3gと塩分は少なめ。ドレッシングを使うなら、できるだけ少なめに。

総合評価
★★★

食べごたえも、塩分も合格点。食べる順番はサラダなどの野菜から食べて、後からたんぱく質などを摂るベジファーストで！

ダイエットの味方になる
スーパー大麦入りおにぎり

腸内環境の改善やメタボ対策に

**スーパー大麦
紅鮭わかめ**
128円

にんにく醤油風味のタレが決め手

**1/3日分の野菜が摂れる
スタミナ炒め**
430円

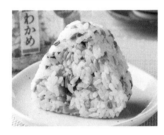

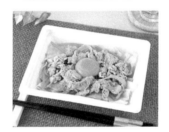

カロリー	190kcal
たんぱく質	4.4g
脂質	1.5g
炭水化物	40.5g 【糖質：39.1g】 【食物繊維：1.4g】
食塩相当量	1.2g

カロリー	183kcal
たんぱく質	11.5g
脂質	10.3g
炭水化物	12.3g 【糖質：9.9g】 【食物繊維：2.4g】
食塩相当量	3.1g

バランス度
★★★
スーパー大麦入りのおにぎりは食物繊維、ビタミン、ミネラル、レジスタントスターチが豊富です。足りない野菜やたんぱく質はスタミナ炒めで追加。豚肉＋にんにく、玉ねぎで疲労回復にも。

カロリー度
★★★
合計は373kcal。夜遅くに食事をする日や活動量が低い日におすすめのカロリーです。

あっさり度（塩分）
★★
合計は4.3gでやや多め。次の食事で塩分カットを意識しましょう。

総合評価
★★★
スーパー大麦の食物繊維はごぼうの5倍で、圧倒的な食物繊維量を含みます。レジスタントスターチは難消化性でんぷんで、体内に入ると食物繊維として働き、代謝、便秘改善にも貢献します。

高たんぱく、超低カロリーで ダイエットを強化!!

低カロリーなめんだから安心

たんぱく質の摂取に最適

醤油ラーメン風 こんにゃく麺サラダ		8品目の さっぱり和風サラダ
340円		130円

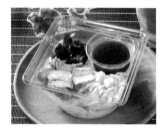

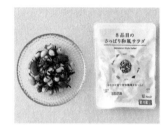

カロリー	79kcal
たんぱく質	4.0g
脂質	3.6g
炭水化物	10.7g 【糖質：4.7g】 【食物繊維：6.0g】
食塩相当量	2.49g

カロリー	78kcal
たんぱく質	14.1g
脂質	2.0g
炭水化物	11.7g 【糖質：7.6g】 【食物繊維：4.1g】
食塩相当量	1.2g

バランス度
★★★

『こんにゃく麺サラダ』は焼き豚やコーン、わかめと豊富な具材で満足度が高め。たんぱく質はたっぷりミックス豆のサラダで追加、ひじきも入っているので、ミネラルや食物繊維も充実します。

カロリー度
★★★

合計は157kcalと超低カロリー！ 食べすぎた翌日やダイエットを強化したい日におすすめな組み合わせです。糖質も少なめなので、午後の眠気防止に働くかも。

あっさり度（塩分）
★★★

合計は3.7ｇで合格点。さらに塩分をカットしたい場合は付属のドレッシング量を半分量以下に調整し、減塩を強化しましょう。

総合評価

ビタミン豊富な緑黄色野菜が少ないのが気になるところ。トマトやブロッコリーを追加できたらgood！ この手の和風サラダはたんぱく質をプラスしたい時のおすすめの一品です。

めん類では不足しがちな
たんぱく質と野菜を加えて補う

粘り気が半端ないとろろが最高

**だし割とろろを味わう
冷たいおそば**
429円

旨味が染み込んだ大根に♥

味しみ鶏大根
354円

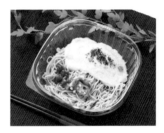

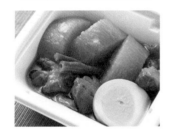

カロリー	339kcal
たんぱく質	14.1g
脂質	4.5g
炭水化物	63.8g【糖質：57.3g】【食物繊維：6.5g】
食塩相当量	2.3g

カロリー	192kcal
たんぱく質	15.8g
脂質	8.2g
炭水化物	14.7g【糖質：12.9g】【食物繊維：1.8g】
食塩相当量	2.5g

バランス度
★★★
そばはヘルシーな印象ですが、たんぱく質が不足しがち。半熟卵などのトッピングがない場合は、写真のような一品を追加。サラダでもよいですが温かいメニューと組み合わせて満足度アップ！

カロリー度
★★★
そばに『味しみ鶏大根』を追加しても合計は531kcalで低カロリー。メタボが気になる男性や活動量が少なめの女性におすすめ。

あっさり度(塩分)
★★
合計は4.8gで塩分はやや多め。塩分が気になる人はとろろはそのままで、つゆは少なめにかけて食べるとよいでしょう。

総合評価
体重が気になる人は、そばだけを選びがち。満足度は低めで、間食が多くなる可能性が。おにぎりなどを追加したくなりますが、ここは我慢！　たんぱく質や野菜が摂れる一品にしましょう。

FamilyMart

カップラーメンよりラーメン風サラダに。
サイドメニューを追加でヘルシーに

ラーメン好きの 救世主	コリコリとした食感の スモークタン	トマトの酸味で スッキリ
野菜と食べる! **味噌ラーメン風サラダ** 330円	**タンスティック** **瀬戸内レモン** 148円	**トマトのサラダ** 298円

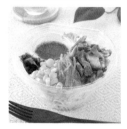 × 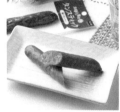 ×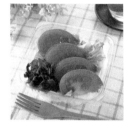

カロリー	301kcal
たんぱく質	10.0g
脂質	12.1g
炭水化物	39.3g 【糖質：36.1g】 【食物繊維：3.2g】
食塩相当量	2.6g

カロリー	85kcal
たんぱく質	8.6g
脂質	5.4g
炭水化物	0.6g 【糖質：0.6g】 【食物繊維：0.0g】
食塩相当量	1.1g

カロリー	28kcal
たんぱく質	1.0g
脂質	1.0g
炭水化物	4.7g 【糖質：2.7g】 【食物繊維：2.0g】
食塩相当量	0.2g

バランス度
★★★
野菜やたんぱく質のバランスが良いラーメン風サラダは食べごたえあり。たんぱく質アップには「タンスティック」が便利です。トマトは、ビタミンCやリコピンが豊富なので追加しました。

カロリー度
★★★
合計は414kcal。夜遅い食事や活動量が低い日におすすめのカロリーです。

あっさり度（塩分）
★★★
合計は3.9ｇで適量。さらに減塩オフを目指すなら、付属のドレッシングを多めに残しましょう。

総合評価
★★★★
体重が気になる人は特に夜遅い食事や夜の食事量に気をつけましょう。カロリーを抑え、野菜、たんぱく質のバランスが取れた食事を続けると成果はでるはず。継続は力なり。

ヘルシー弁当の王道がコレ!
さばとたけのこの和食コンビ

血液サラサラ効果を期待!

直火焼鯖弁当
498円

たけのこでカリウムを補う!

たけのこ土佐煮
135円

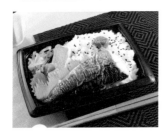

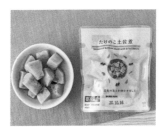

カロリー	551kcal
たんぱく質	20.8g
脂質	22.9g
炭水化物	66.8g 【糖質:64.2g】 【食物繊維:2.6g】
食塩相当量	3.42g

カロリー	31kcal
たんぱく質	1.3g
脂質	0.2g
炭水化物	6.8g 【糖質:5.1g】 【食物繊維:1.7g】
食塩相当量	0.9g

バランス度
★★★

血液をサラサラにするDHAやEPAが豊富なさばに加え、卵焼きやれんこん、磯辺天も入っている満足度の高い弁当。プラスした副菜には、カリウムや食物繊維などが含まれています。

カロリー度
★★★

合計は582kcal。お腹回りが気になる男性や和食を堪能したいヘルシー意識が高い女性におすすめのカロリーです。

あっさり度(塩分)
★★

合計は4.32gでやや多め。和食は塩分が多めになるのがややデメリットなので、たけのこなど塩分を排出するのに役立つカリウムを含む食材をプラスしましょう。

総合評価
★★★

魚の弁当を見かけたら、ぜひ積極的に手に取って! 魚の脂は肉と違って血液サラサラ効果を期待できます。たけのこ煮のほか、海藻やオクラのサラダでもカリウムを補えます。

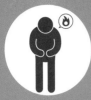

炭水化物のオンパレードは危険信号!

中性脂肪が気になる人

「中性脂肪」と聞くと悪者のように聞こえますが、カラダを動かす大切なエネルギー源でもあります。しかしながら使いきれず余ったエネルギーは、皮下脂肪や内臓脂肪として蓄えられます。夜の食事が遅い人は、特に中性脂肪が高くなりやすいので注意が必要です。もちろん**食べすぎに加え、甘いものの摂りすぎ、お酒の飲みすぎも原因**に。また食べてすぐ寝るのも問題です。こうした食習慣を少し改善するだけでも中性脂肪値はぐっと下がります。効果が期待できる食品は、**血液をサラサラにするとされる「EPA(エイコサペンタエン酸)」や「DHA(ドコサヘキサエン酸)」を多く含む青魚や植物性たんぱく質で、食物繊維を多く含んだ大豆製品がおすすめです**。ぜひ食生活に取り入れてみましょう。

中性脂肪が高くなる生活習慣チェック
※2つ以上該当する人は生活習慣、食生活を見直しましょう。

☐ 食べすぎ
☐ 夜の食事が遅い
☐ 甘いものをよく食べる
☐ 野菜をあまり食べない
☐ 糖分が入った飲み物をよく飲む
☐ お酒の飲みすぎ

こんな食べ方は要注意!

中性脂肪が多い人は、1日2食のまとめ食い、ラーメン店でラーメンとチャーハン、そば店ではカツ丼セットというパターンが多いです。炭水化物のオンパレードは危険信号なので、右のような組み合わせがおすすめです。

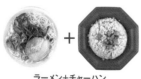

ラーメン+チャーハン

炭水化物に偏らないよう注意!

コンビニごはんでの改善ポイントは、炭水化物に偏りすぎないよう、必ず副菜にサラダや豆類を組み合わせること。このほか、魚や野菜がしっかり入った幕の内弁当を選ぶのも、ひとつの手です。

納豆巻き+海藻サラダ
＝
合計エネルギー 470kcal
塩分 3.3g

ほぐしあじのご飯+五目豆
＝
合計エネルギー 400kcal
塩分 3.32g

肉ばかり選ばずに
DHAやEPAを含む魚介類を!

多彩なおかずで満足度アリ

熟成銀鮭
幕の内弁当
550円

わかめで中性脂肪をケア

チョレギサラダ
320円

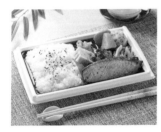

カロリー	531kcal
たんぱく質	17.1g
脂質	17.1g
炭水化物	77.5g
食塩相当量	1.9g

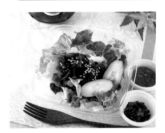

カロリー	100kcal
たんぱく質	2.9g
脂質	8.7g
炭水化物	4.1g 【糖質:0.7g】【食物繊維:3.4g】
食塩相当量	2.1g

バランス度
★★★

鮭に含まれるDHAやEPAは、中性脂肪を減らす効果を期待できるので幕の内弁当の選択肢もアリ。煮物だけでは野菜不足のため、食物繊維が豊富なレタスのサラダで補う必要があります。

カロリー度
★★★

合計は631kcal。メタボが気になる人やしっかり食べたい人におすすめのカロリー。

あっさり度(塩分)
★★

合計は4.0gでやや多め。サラダのドレッシングは半分量でも十分足りそう。チャレンジしましょう。

総合評価
★★★

DHAやEPAは青魚に多いイメージですが、鮭にも豊富に含まれています。また中性脂肪は炭水化物(ごはん)の摂りすぎに気をつけるだけでも、減らすことが期待できます。

ごはんは少なめで。
魚メニューを定番化しよう!

魚だけど 食べごたえ充分	2種の玉ねぎと レタスを組み合わせ	ジンジャーの風味を プラス
白身魚と野菜の黒酢あん &雑穀ご飯	**玉ねぎサラダ**	**あさラダチキン チキンスティックミニ ハーブ**
450円	**150円**	**108円**

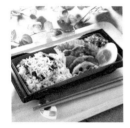 × 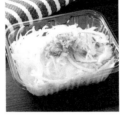 ×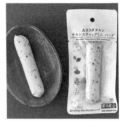

カロリー	326kcal
たんぱく質	13.8g
脂質	8.4g
炭水化物	49.0g
食塩相当量	0.75g

カロリー	26kcal
たんぱく質	1.4g
脂質	0.0g
炭水化物	6.4g【糖質:3.8g】【食物繊維:2.6g】
食塩相当量	0.06g

カロリー	40kcal
たんぱく質	8.3g
脂質	1.4g
炭水化物	0.1g【糖質:0.1g】【食物繊維:0.0g】
食塩相当量	0.7g

バランス度
★★★

ごはんは少なめですが十六穀米を使用。おかずも魚、根菜、ひじきなどが含まれているのでバランスは◎。たんぱく質や野菜量アップのためサラダチキンと玉ねぎのサラダを追加。

カロリー度
★★★

合計は392kcal。夜遅い時間の食事や高齢の人におすすめのカロリーです。

あっさり度(塩分)
★★★

ドレッシングを追加していないため、合計は1.51gでかなりの低塩分。ドレッシングを追加する場合は少なめに。そのほかの食事でも減塩を意識できれば1日の目標(男性7.5、女性6.5g)をクリア。

総合評価
★★★

脂質を低めに抑えることも中性脂肪を減らすポイントです。揚げ物や油たっぷりの炒め物が続かないように注意しましょう。魚メニューを取りいれると脂質が抑えられます。

主菜と副菜を〝魚づくし〟にして対策を!!

さばにはオメガ3がたっぷり!

ツナサラダで魚をさらにプラス

| 炙り焼きさばと
あごだしごはん
321円 | | ツナと玉子のサラダ
213円 |

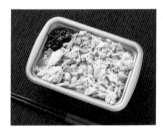

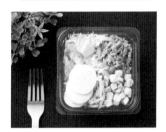

カロリー	473kcal
たんぱく質	14.7g
脂質	14.4g
炭水化物	72.2g 【糖質：69.9g】 【食物繊維：2.3g】
食塩相当量	3.3g

カロリー	109kcal
たんぱく質	8.4g
脂質	5.0g
炭水化物	8.6g 【糖質：6.5g】 【食物繊維：2.1g】
食塩相当量	0.4g

バランス度
★★★
中性脂肪を下げるとされるオメガ3系の多価不飽和脂肪酸(EPA、DHAなど)は青魚は豊富。週半分以上は魚を取り入れたいところ。ツナサラダで野菜をプラスし、ドレッシングはノンオイルに。

カロリー度
★★★
合計は582kcal。ランチはしっかり食べたいけれどカロリーが気になるという男性におすすめ。夜遅くに食べるカロリーとして最適。

あっさり度(塩分)
★★★
合計は3.7g。サラダのドレッシングは考慮していないため、使用する際は少なめに。ツナは味が濃いのでドレッシングなしで食べても十分おいしいはず。

総合評価
★★★
中性脂肪が気になる人は魚のセレクトで間違いなし。ですが、日頃のごはん量が多いと中性脂肪を上げてしまうことも。ごはん量にも気をつけ、小さなサイズの弁当を選ぶようにしましょう。

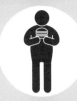

悪玉コレステロールが気になる人

健康診断で悪玉コレステロール値を指摘されたことはありませんか? 悪玉コレステロールをはじめ、中性脂肪が高めであると脂質異常症(昔の高脂血症)といわれます。最近では若い男性でも基準を超えている人が多く、**太っている人だけではなく、やせている人でも数値が高めということもあります**。遺伝的な要素もありますが、食習慣も関連があります。例えば、**夜遅くに揚げ物を食べることが多い、食後にスイーツを食べる、野菜、海藻、きのこなどの料理や食物繊維が少なめであると、悪玉コレステロール値に影響**を及ぼします。卵の食べすぎがコレステロールを増やすといわれていましたが、すべての人に当てはまるわけではありません。まずはチェック項目で当てはまる食習慣を改善し、血液データを確認しましょう。

悪玉コレステロールが高くなる生活習慣チェック

※1つでも該当する人は生活習慣、食生活を見直しましょう。

- 食べすぎ
- 肉料理が多い
- 揚げ物をよく食べる
- 野菜をあまり食べない
- 洋菓子をよく食べる
- スナック類をよく食べる

コレステロールを排出する作用が期待できる食品

コレステロールの管理には、第1に゛食物繊維をたっぷりと摂る゛、第2に゛ポリフェノールや抗酸化ビタミンを意識する゛ことが重要。下記のような食品を積極的に選ぶようにしましょう。

食物繊維	ポリフェノール	抗酸化ビタミン

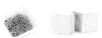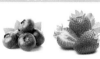

納豆や豆腐などの大豆製品	果物ではブルーベリーやいちごなど	ほうれん草やブロッコリーなど

納豆と鮭の組み合わせで
悪玉コレステロール対策を強化

手軽に摂れる大豆メニューの筆頭

ヘルシー素材がたっぷり!

手巻寿司　納豆	石狩鍋のみそとバターの
140円	399円

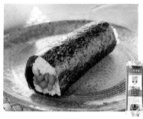

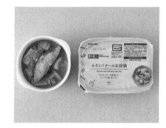

カロリー	185kcal
たんぱく質	5.3g
脂質	2.7g
炭水化物	35.8g 【糖質:33.8g】 【食物繊維:2.0g】
食塩相当量	1.48g

カロリー	172kcal
たんぱく質	13.5g
脂質	6.9g
炭水化物	13.9g 【糖質:11.8g】 【食物繊維:2.1g】
食塩相当量	2.2g

バランス度
★★★

コレステロールが気になる人は、毎日摂ったほうがいい大豆製品ですが、納豆巻きなら手軽に食べられます。石狩鍋の鮭、豆腐も効果が期待できます。野菜も豊富に摂れるのもいいですね。

カロリー度
★★★

合計357kcalなので、朝食や夜遅い食事におすすめのカロリーです。食べごたえもあるので、ダイエットが気になる人にもこの組み合わせはぴったり。

あっさり度(塩分)
★★★

合計は3.68ｇ。塩分をさらに抑えたい人は石狩鍋のスープを多めに残すなど、工夫をしたほうがいいでしょう。

総合評価

カロリーは少なめですが、主食・主菜・副菜が揃ったバランスメニュー。納豆や鮭といったヘルシー食材が摂れるところも◎。これに緑黄色野菜のサラダなどを追加すれば完璧です。

食物繊維にこだわるなら
迷わずそばをチョイス!

わかめでミネラルを補給!

三陸産わかめと
お揚げの二八そば
【421円】

高野豆腐からおたしがシュッ

菜の花入りおひたしと
味しみ高野豆腐
【246円】

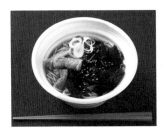

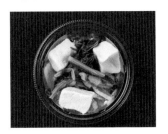

カロリー	281kcal
たんぱく質	19.5g
脂質	2.9g
炭水化物	46.8g【糖質:41.4g】【食物繊維:5.4g】
食塩相当量	4.8g

カロリー	123kcal
たんぱく質	8.5g
脂質	4.1g
炭水化物	14.1g【糖質:11.8g】【食物繊維:2.3g】
食塩相当量	2.8g

バランス度
★★★

わかめにはミネラルに加え、食物繊維が豊富。体外へのコレステロール排出に役立ちます。高野豆腐は鉄、カルシウム、たんぱく質を含んでおり、ヘルシー食材として注目です。

カロリー度
★★★

合計は404kcal。脂質も少ないため、悪玉コレステロールに加え、体重を減らしたい人に最適なカロリー量です。

あっさり度(塩分)
★

合計は7.6g。塩分の排出に役立つカリウムが豊富なわかめに期待したいですが、それでも多め。そばの汁はなるべく残したほうがいいでしょう。

総合評価
★★☆

食物繊維を摂りたいなら「そば」をチョイス。そば汁の塩分は気になりますが、この組み合わせのように副菜をプラスことで主食・主菜・副菜をコンプリートできます。

コレステロールフリーの大豆ミートに注目!

大豆ミートを使用した唐揚げてボリューミー

黒酢香る!大豆ミートと野菜のあんかけ丼
550円

甘酢を合わせた爽やかなサラダ

ごまだれ春雨サラダ
（香り箱入り）
298円

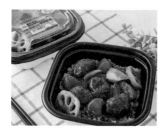

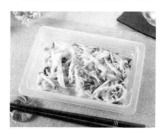

カロリー	578kcal
たんぱく質	16.1g
脂質	11.6g
炭水化物	104.0g【糖質：100.8g】【食物繊維：3.2g】
食塩相当量	4.9g

カロリー	239kcal
たんぱく質	4.1g
脂質	14.8g
炭水化物	24.3g【糖質：20.5g】【食物繊維：3.8g】
食塩相当量	2.3g

バランス度
★★★

植物性たんぱく質にはコレステロールを減らす働きがあるので大豆ミートは積極的に摂りたい食品。春雨サラダにはきくらげ、きゅうり、卵、ハム、にんじんが。多品目で食べごたえも十分です。

カロリー度
★★

合計は817kcal。女性や夜遅い食事ではやや多め。運動習慣がある人、カラダを動かす仕事の人なら、これくらいのカロリー量があったほうがいいですね。

あっさり度（塩分）
★

合計は7.2ｇ。あんかけ丼の塩分がやや濃いめなのが原因。次の食事で塩分を調整するか、塩分の排出を助けるカリウムを含んだ食品を副菜にセレクトしましょう。

総合評価
★★☆

肉の食感を楽しめる大豆ミートの商品は幅広く展開しているため悪玉コレステロールが気になる人は特に注目。食物繊維が豊富な野菜メニューをセットにするのを忘れずに。

積極的にカリウムを摂るのがコツ!

血圧が気になる人

血圧は年齢とともに高くなるだけでなく、肥満をはじめ、喫煙や飲酒、運動不足も高血圧の原因とされています。**カリウムや食物繊維は血圧を安定させる効果が期待できるので、意識したい栄養素です。おすすめは海藻類、きのこ類、いも類、果物**。減塩も血圧を下げるうえで重要。お酒を飲む人は量に気をつけつつ、塩辛いおつまみを避けるようにしましょう。また**睡眠不足、仕事のストレスなどによる血圧変動が重なると、心臓や血管の疾病リスクが高まります**。生活習慣を整え、定期的な血圧チェックを習慣にするとよいでしょう。冬も注意が必要。気温が低く血管が収縮しやすくなるため高めの傾向に。**塩分が多いもの(おせち、鍋料理)を食べる機会も多くなるので、併せて注意**しましょう。

高血圧につながる生活習慣チェック
※2つ以上該当する人は生活習慣、食生活を見直しましょう。

- [ ] 塩分の摂りすぎ
- [ ] 肥満
- [ ] 食べすぎ
- [ ] 運動不足
- [ ] タバコを吸う
- [ ] お酒の飲みすぎ
- [ ] ストレスを抱えている
- [ ] 睡眠不足

こんな食べ物は要注意!

1日の食塩摂取目標量は男性7.5g未満、女性6.5g未満。コンビニごはんは、味付けが濃いものが多いので、添付される調味料は使わない、漬物や麺類の汁を残すなど、工夫をしましょう。

【めん類】
- ●インスタントめん:約5.0g
- ●ラーメン:約8.0g
- ●天ぷらうどん:約6.0g

【おにぎりの具材】
- ●梅おにぎり:約2.0g ●鶏五目おにぎり:約1.8g
- ●高菜おにぎり:約1.3g ●昆布おにぎり:約1.4g

カリウムが摂れるコンビニごはん

野菜や海藻類に多く含まれるカリウムには、ナトリウムを尿へ排出するのを促す働きがあり、高血圧の予防を期待できます。塩分の多い食事をした際は、積極的に取り入れましょう。

バナナ　　里いも　　焼きいも　　納豆

枝豆　　かぼちゃ煮　　海藻サラダ

カリウムをたっぷり摂るなら
野菜スティックが手軽!

カレーの副菜に野菜はマスト

とろーりソースの
キーマカレー
（モッツァレラチーズ使用）
498円

カリウムを意識するならコレ!

大盛り野菜スティック
398円

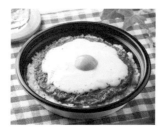

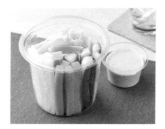

カロリー	568kcal
たんぱく質	17.0g
脂質	15.2g
炭水化物	92.7g 【糖質：89.1g】 【食物繊維：3.6g】
食塩相当量	2.7g

カロリー	232kcal
たんぱく質	2.9g
脂質	20.6g
炭水化物	12.3g 【糖質：5.2g】 【食物繊維：7.1g】
食塩相当量	2.1g

バランス度 ★★★	カレーはたんぱく質がとれるものの、野菜が不足しがち。心強い味方はカリウムを含んだ野菜スティック。ここは敢えて、味噌マヨを使わなければカロリーも塩分も節約できます。
カロリー度 ★	合計は800kcal。野菜スティックの味噌マヨがカロリーをアップするので使用量は控えめに。キーマカレー単独のカロリーは◎、女性にもおすすめの量です。
あっさり度（塩分） ★★	合計は4.8g。味噌マヨを減らすと塩分も少なめになります。カレーは意外と高塩分ですが、このキーマカレー単独の塩分は最適。
総合評価	味噌マヨの使用量次第で★3つに。カリウムを意識するなら、野菜スティック以外にも海藻サラダもおすすめです。この組み合わせは満足感もしっかり得られるので、男性にぴったり。

減塩の第一歩は栄養成分表示のチェックから

もち麦粉を入れ糖質を抑えた生地に

NL もち麦のあらびきソーセージパン
150円

9種の野菜をミックス

1/2日分の緑黄色野菜のサラダ
330円

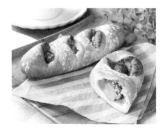

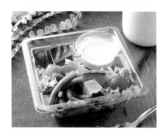

カロリー	155kcal
たんぱく質	9.1g
脂質	8.1g
炭水化物	13.8g 【糖質：9.1g】 【食物繊維：4.7g】
食塩相当量	1.2g

カロリー	127kcal
たんぱく質	1.7g
脂質	9.2g
炭水化物	11.2g 【糖質：7.7g】 【食物繊維：3.5g】
食塩相当量	1.07g

バランス度
★★

総菜パンを選ぶなら食物繊維が豊富なもち麦パンを。さらにカリウムを充実させるためにサラダで緑黄色野菜をプラスすれば、抗酸化作用のあるビタミンACE（エース）を補えます。

カロリー度
★★

合計は282kcal。やや少なめなので、物足りない人は牛乳やヨーグルトを追加しカロリーアップを図ってみても。たんぱく質量も大幅にアップし、一石二鳥。

あっさり度（塩分）
★★

合計は2.2ｇで合格点。とはいえ、塩分が気になる人は付属のドレッシングをさらに控えめにしストイックに。

総合評価

高血圧はとにかく減塩を。サラダはドレッシング次第で減塩調整できますが、このサラダはコンビニサラダでも珍しい低塩分のサラダ。表示をチェックしながらお宝商品をゲットしましょう。

塩分排出効果食材の
海藻類を上手に取り入れる

定番サンドはたんぱく質多め!

ツナ&たまごサンド
237円

ごま油の香ばしい風味が食欲をそそる

ふんわりサンチュと三陸産わかめの
塩チョレギサラダ
311円

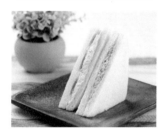

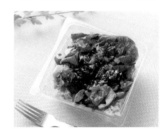

カロリー	337kcal
たんぱく質	14.3g
脂質	21.8g
炭水化物	21.8g 【糖質：19.9g】 【食物繊維：1.9g】
食塩相当量	1.4g

カロリー	105kcal
たんぱく質	1.7g
脂質	9.1g
炭水化物	5.0g 【糖質：3.3g】 【食物繊維：1.7g】
食塩相当量	2.2g

バランス度
★★★

『ツナ&たまごのサンド』はたんぱく質が豊富なうえ、ツナに含まれるEPAやDHAは血管を丈夫にする働きがあります。サラダのわかめなどからは塩分排出を期待できるカリウムを補えます。

カロリー度
★★★

合計は442kcal。1食のカロリーはやや少なめですが、夜遅くに食事を摂る人や活動量が低い高齢の人におすすめのカロリーです。

あっさり度(塩分)
★★★

合計は3.6gで適量です。ドレッシング量を調整すると減塩効果アップ。まずは全量ではなく、半分量のドレッシングからチャレンジしてみましょう。

総合評価
★☆☆

ある程度の塩分を摂ることは避けられませんが、カリウムや食物繊維が豊富な食材を組み合わせることで体外への塩分排出効果を高める作戦も覚えておくと便利。

ビビンバ丼は主食・主菜・副菜が揃った絶妙なメニュー！

最強のバランス良好弁当

5種野菜と半熟たまごの ビビンバ丼
498円

ネバネバ食材がアクセントに！

オクラたっぷり！ ネバネバサラダ
248円

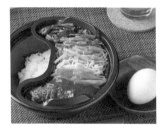

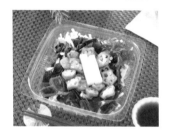

カロリー	475kcal
たんぱく質	14.6g
脂質	11.8g
炭水化物	80.5g 【糖質：75.6g】【食物繊維：4.9g】
食塩相当量	2.4g

カロリー	38kcal
たんぱく質	1.8g
脂質	0.6g
炭水化物	8.1g 【糖質：4.5g】【食物繊維：3.6g】
食塩相当量	2.0g

バランス度
★★★
丼の肉はヘルシーな大豆ミートを使用。このほかにんじん、大豆もやし、ぜんまいのナムル、ごぼう、小松菜と野菜は豊富です。さらに万全を尽くすためにカリウムたっぷりのサラダを追加しました。

カロリー度
★★★
これだけのボリュームで合計は513kcal。デスクワークの女性やメタボが気になる男性におすすめのカロリーです。

あっさり度(塩分)
★★
合計は4.4ｇでやや多め。ビビンバ丼は低塩分の良品。サラダに付くゆず風味ぽん酢は全部使わずに半分残したいところ。まずは少しずつかけて"ちょうどいい"を見つけましょう。

総合評価
★★★★★
丼は高塩分だと決めつけがちですが、野菜たっぷりの丼は意外と塩分が抑えられているものもあります。これも表示を確認して塩分量を把握しましょう。食塩相当量は必ずチェック！

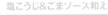

高血圧改善に貢献する
ごま入りメニューをセレクト

金ごまをたっぷり混ぜ込んだ

胡麻さけおにぎり
120円

塩こうじ&ごまソース和え

豚しゃぶのサラダ
399円

×

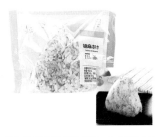

カロリー	182kcal
たんぱく質	5.2g
脂質	2.8g
炭水化物	34.5g 【糖質：33.7g】【食物繊維：0.8g】
食塩相当量	1.17g

カロリー	153kcal
たんぱく質	9.1g
脂質	9.7g
炭水化物	8.5g 【糖質：5.9g】【食物繊維：2.6g】
食塩相当量	2.07g

バランス度 ★★★
おにぎりのごまの成分「セサミン」は血圧低下作用が期待されています。やや不足気味のたんぱく質はサラダで追加、豚肉はビタミンB1を含み疲労回復にも役立つので取り入れたいところです。

カロリー度 ★★★
合計は335kcalと1食分としてはやや少なめ。遅い夜食におすすめですが、もう少しカロリーを摂りたい人はりんごやパインなどのカットフルーツを。カリウムや食物繊維がより充実します。

あっさり度（塩分） ★★★
合計は3.24gで適量です。より減塩効果を期待するならドレッシング量は控えめにしましょう。

総合評価
食事が物足りない場合、主食などを追加すると塩分はどうしても増加してしまいます。塩分が少ないカットフルーツやヨーグルトをちょい足しアイテムとして押さえましょう。

人気のもち麦おにぎりを選んで血管をいたわる

塩分排出効果のある
わかめ入り

伯方の塩で
ほどよい塩加減

シャキシャキの食感か

**もち麦もっちり!
紅鮭わかめおむすび**
135円

✕

**味付き半熟
ゆでたまご 1個入**
75円

✕

**春を味わう
コールスローサラダ**
213円

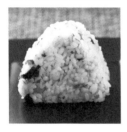

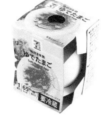

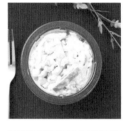

カロリー	166kcal
たんぱく質	19.5g
脂質	2.9g
炭水化物	46.8g 【糖質：41.4g】 【食物繊維：5.4g】
食塩相当量	4.8g

カロリー	65kcal
たんぱく質	5.8g
脂質	4.3g
炭水化物	0.7g 【糖質：0.6g】 【食物繊維：0.1g】
食塩相当量	0.6g

カロリー	118kcal
たんぱく質	3.2g
脂質	7.0g
炭水化物	12.6g 【糖質：8.7g】 【食物繊維：3.9g】
食塩相当量	1.6g

バランス度
★★

おむすびのもち麦は食物繊維が豊富。塩分排泄に役立つ。さらにたっぷりキャベツのコールスローサラダでカリウムを確保。たんぱく質は不足気味のため、半熟ゆで卵をプラス。

カロリー度
★★

合計は349kcal。低カロリーですが、寝る前に食べすぎてしまう人やメタボが気になる人の夜食向けにおすすめのカロリー。

あっさり度（塩分）
★★★

合計は3.7ｇで適量。塩分排出に役立つカリウムをわかめやキャベツから摂れますが、次の食事でも気をつけましょう。

総合評価
★★

組み合わせると塩分が高くなりますが、主菜アイテムのたんぱく質源がやや不足する場合は、塩分が少なめのゆで卵や牛乳、ヨーグルト、冷ややっこ、サラダチキンを追加すると充足します。

極端な糖質制限は体に負担がかかるので注意！

血糖値が気になる人

糖尿病は血液中の血糖（ブドウ糖）が多い状態が続き、血管や血液の状態が悪化すると発病します。自覚症状が現れにくく、放っておくと視力や腎機能の低下、心臓病、認知症などの合併症を引き起こすだけではなく、最近では、がん発症に関係があることも報告も。食事では**①欠食をしない、②野菜から先に食べて、ごはんなどの糖質類をあとに食べる「ベジタブルファースト」**が食後高血糖の予防になるといわれています。**③糖質量（ごはんなど）を減らす**ことも有効ですが、極端な糖質制限はカラダに負担がかかるので禁物！ また意外に思われるかもしれませんが、果物は糖質の吸収を遅らせ、血糖値の急激な上昇を抑える作用がある水溶性食物繊維を含んでいるので、糖尿病の予防に役立ちます。

糖尿病につながりやすい生活習慣チェック

※2つ以上該当する人は生活習慣、食生活を見直しましょう。

☐ 食べすぎ

☐ 甘い食べ物、飲み物の摂りすぎ

☐ 野菜・食物繊維不足

☐ お酒の飲みすぎ

☐ 運動不足

☐ タバコを吸う

こんな食べ物は要注意！

スイーツはもちろん、スポーツドリンク、炭酸飲料、コーヒー飲料などは微糖といっても意外と糖分の量は多いので注意が必要です。もちろん、お酒の飲みすぎにも気をつけてください。

【コンビニスイーツ】●大福(1個)：約140kcal ●シュークリーム：約200kcal ●どら焼き(1個)：約260kcal ●バニラソフトワッフルコーン：約300kcal ●ドーナツ：約400kcal

【ドリンク】●スポーツドリンク500㎖、カフェラテ240㎖、ヨーグルトドリンク220g：100～200kcal ●炭酸飲料500㎖、乳酸菌ウオーター500㎖：200～300kcal

おすすめの間食

勤務中に小腹がすき、手軽な甘いものに手をだしてしまうこともありますが、コンビニスイーツにはカロリーが高いものが多い。食物繊維、鉄、たんぱく質などが摂れる間食を意識して。

ヨーグルト(1パック100g)：約90kcal

アーモンド(20粒)：約120kcal

バナナ(1本)：約80kcal

半熟たまごのとろろそばは 主食・主菜・副菜が揃った優等生

そばは穀物の中で唯一血糖値を急に高めない

半熟玉子の とろろそば
460円

 ×

味噌マヨは少なめでビタミン補給

味噌マヨで食べる 野菜スティック
248円

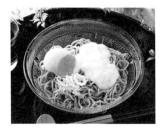

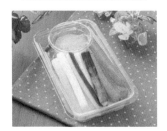

カロリー	432kcal
たんぱく質	27.3g
脂質	9.1g
炭水化物	62.5g 【糖質：57.9g】 【食物繊維：4.6g】
食塩相当量	2.79g

カロリー	159kcal
たんぱく質	1.7g
脂質	14.7g
炭水化物	5.8g 【糖質：4.3g】 【食物繊維：1.5g】
食塩相当量	1.05g

バランス度
★★★
そば、とろろ、野菜スティックから食物繊維、卵からはたんぱく質が摂れ、あっさりしているようでいてバランスは抜群です。食欲がない時などは、この組み合わせにするのも手です。

カロリー度
★★★
合計は591kcal。カロリーは適量ですが、野菜スティックの味噌マヨを多めに残すと、もっとカロリーを抑えられます。メタボが気になる男性にもおすすめです。

あっさり度（塩分）
★★★
合計は3.84ｇで、めん類ですが合格点！　さらなる減塩を目指すなら、そば付属のつゆと野菜スティックの味噌マヨを少なめにすることで達成できます。

総合評価
★★★
ヘルシーイメージのそばですが、実はたんぱく質、野菜が不足気味。そばのトッピングが乏しい場合は卵や納豆をプラスし、野菜はサラダなどを追加するとバランスアップします。

たんぱく質を摂れるサラダで
炭水化物に偏らない

梅の酸味がアクセント

**もち麦もっちり!
梅こんぶおむすび**
124円

サラダでも豚しゃぶで食べごたえアリ

**たんぱく質が摂れる
豚しゃぶサラダ**
429円

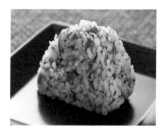

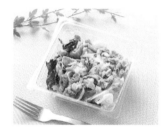

カロリー	157kcal
たんぱく質	3.9g
脂質	1.7g
炭水化物	33.8g 【糖質:29.4g】 【食物繊維:4.4g】
食塩相当量	1.5g

カロリー	147kcal
たんぱく質	16.0g
脂質	6.4g
炭水化物	7.1g 【糖質:5.6g】 【食物繊維:1.5g】
食塩相当量	2.0g

バランス度
★★★

食物繊維が豊富なもち麦入りおむすびは、緩やかな血糖上昇のほか、コレステロール排泄にも役立ちます。おむすびだけでは不足するたんぱく質は、豚しゃぶ入りのサラダで充足します。

カロリー度
★★★

合計は304kcal。サラダにボリュームがあるものの、これだけ食べても低カロリー。夜遅くに食べるカロリーとしても最適です。

あっさり度(塩分)
★★★

合計は3.5gで合格点。さらに減塩を目指す人は、ドレッシング量を半分量にして食べてみましょう。

総合評価
★★★

低カロリーで食物繊維が豊富。脂質も少なめで理想的な組み合わせ。もの足りないと思う人は早食いの可能性もあり。サラダからゆっくり食べ始め、急激な血糖上昇を予防しましょう。

血糖値のコントロールは主食にこだわることが重要

具材は蒸し鶏の梅肉和え!

スーパー大麦 梅と蒸し鶏とひじき
138円

スープにたくさんの旨味

豆乳担担春雨スープ
368円

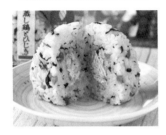

カロリー	163kcal
たんぱく質	4.6g
脂質	1.4g
炭水化物	33.8g 【糖質：32.0g】 【食物繊維：1.8g】
食塩相当量	1.4g

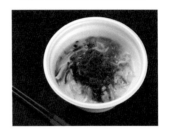

カロリー	270kcal
たんぱく質	11.9g
脂質	16.8g
炭水化物	20.7g 【糖質：15.2g】 【食物繊維：5.5g】
食塩相当量	2.9g

バランス度
★★★

スーパー大麦のほか、蒸し鶏やひじき、梅と具だくさん。血糖値の急激な上昇を抑えるのに役立ちます。大豆ミートからたんぱく質が摂れ、食物繊維、ビタミンDが豊富なきくらげも含んでいます。

カロリー度
★★★

合計は433kcal。デスクワークの女性、高齢の人や体調不良で食欲がない人にもおすすめのカロリーです。

あっさり度（塩分）
★★

スープ単独では良好な塩分量ですが、組み合わせると合計は4.3gでやや多め。スープの汁を多めに残すか、次の食事で調整するようにしましょう。

総合評価
★★★

血糖値は主食選びが重要なポイントなので、スーパー大麦のようなメニューをチェック。副菜にはたんぱく質や食物繊維が多いものを選び、血糖値の安定を図りましょう。

糖質0gのめんに、野菜やたんぱく質を追加してよりヘルシーなメニューに

糖質オフは注目の一品

糖質0g麺 釜玉うどん風
298円

うどんのトッピングにもなる

オイルサーディンと5種野菜のアヒージョ
399円

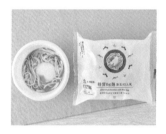

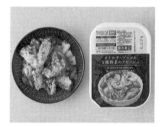

カロリー	112kcal
たんぱく質	8.5g
脂質	4.9g
炭水化物	15.2g [糖質:6.5g] [食物繊維:9.1g]
食塩相当量	2.8g

カロリー	464kcal
たんぱく質	8.2g
脂質	45.0g
炭水化物	7.6g [糖質:5.3g] [食物繊維:2.3g]
食塩相当量	1.9g

バランス度 ★★★
糖質0gのこのヘルシーなうどんには、半熟卵も付いています。アヒージョはいわしが入り、パプリカなどの緑黄色野菜が充実。上にのせておしゃれなパスタ風にしてもよいでしょう。

カロリー度 ★★★
合計は576kcal。デスクワークの女性や活動量が少ない男性におすすめのカロリー。血糖値が気になるメタボ気味の人にも◎。

あっさり度(塩分) ★★
合計は4.7gとやや多めです。うどんのたれはやや濃いめの印象なので、ここでは思い切ってたれを使わずにうどんにアヒージョを全部入れ、たれの塩分をカットしてみましょう。

総合評価 ★★★
糖質0gめんは、海藻由来の成分を配合しています。そのままだとたんぱく質や野菜が不足するため、おかず的な総菜をプラスし、野菜、たんぱく質量を確保しましょう。

とことん野菜を摂って
血糖値を上げない工夫を

ライトな食べごたえで朝食にも

**シャキシャキ
レタスサンド**
259円

これ一品でも満足できる

**グリーンサラダボウル
チリミート&チキン**
594円

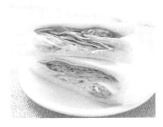

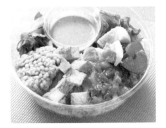

カロリー	259kcal
たんぱく質	10.0g
脂質	14.2g
炭水化物	24.1g 【糖質：21.4g】 【食物繊維：2.7g】
食塩相当量	1.5g

カロリー	324kcal
たんぱく質	17.8g
脂質	15.1g
炭水化物	33.4g 【糖質：25.2g】 【食物繊維：8.2g】
食塩相当量	2.5g

バランス度
★★★

血糖値対策に欠かせないベジファーストにぴったりなサラダボウル。時間をかけて味わってからサンドイッチを食べましょう。たんぱく質量も十分で、大麦入りでヘルシー度が高いサラダです。

カロリー度
★★★

合計は583kcal。メタボが気になる男性やデスクワークの女性におすすめのカロリーです。

あっさり度（塩分）
★★

合計は4.0gでやや多めです。ドレッシング量を多めに残して食べてみましょう。

総合評価
★★★

1日に摂りたい食物繊維の量（男性20g、女性18g）の半分を超えた組み合わせです。血糖値改善のカギは食物繊維。野菜は必ずセットし、野菜から先によく噛んで食べましょう。

血糖値コントロールの食事に〝ベジファースト〟メニューはマスト

買い合わせしやすいミニタイプ

鮭とたけのこのごはん
（スーパー大麦入り）
`330円`

北海道産大豆の豆乳を使用

めかぶと明太子の
とろーり豆腐
`298円`

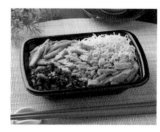

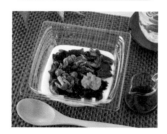

カロリー	379kcal
たんぱく質	11.8g
脂質	7.7g
炭水化物	66.8g 【糖質：64.3g】 【食物繊維：2.5g】
食塩相当量	2.0g

カロリー	101kcal
たんぱく質	9.7g
脂質	4.8g
炭水化物	5.7g 【糖質：4.1g】 【食物繊維：1.6g】
食塩相当量	2.4g

バランス度 ★★★
ベジファーストアイテムとして、血糖コントロールに役立つめかぶやわかめ、なめこが入った副菜をメインに。主食にはスーパー大麦をプラスし、豆腐でたんぱく質量もアップ。

カロリー度 ★★★
合計は480kcal。血糖値が気になる高齢の人やデスクワークの女性、メタボが気になる男性におすすめのカロリーです。夜遅い食事にもおすすめ。

あっさり度（塩分） ★★
合計4.4gでやや多め。豆乳を使ったやさしい豆腐は味わい深い。別添のタレはなるべく使わず塩分をカット、明太子の塩分の力を借りて素材の味を楽しみましょう。

総合評価 ★★★
血糖値が気になる人はカロリーだけではなく、ベジファーストメニュー（海藻、キノコも含む）の追加がマスト。どうしても野菜がない場合は主食に大麦、もち麦アイテムを使ったものを。

尿酸値が気になる人

ある日突然、激痛に襲われる人が少なくない痛風。尿酸値が高いほど、痛風は起こりやすくなるといわれています。その痛みは強烈なもので1～2週間も続くことも。その原因である高尿酸血症を放置すると、**痛風発作を繰り返すだけではなく、腎臓病や糖尿病などの重篤な病気の合併症を引き起こすのです。**ビールに多いとされるプリン体に気をつけるだけではなく、**過剰な飲酒は尿酸値を高めます。**体重増加も温床になるため、生活習慣の改善に加え、**水分摂取、食事のバランスにも気をつけましょう。**「テレワーク中に水分を摂るのを忘れたら、痛風になってしまった」という、お酒を普段飲まない男性が栄養相談に見えたことがありました。お酒の飲みすぎだけが原因ではないので気をつけましょう。

高尿酸血症につながる生活習慣チェック

※2つ以上該当する人は生活習慣、食生活を見直しましょう。

- ☐ 体重が多い
- ☐ お酒の飲みすぎ
- ☐ 水分不足
- ☐ 肉料理や揚げ物の摂りすぎ
- ☐ 甘いものの摂りすぎ
- ☐ 激しい運動・瞬発的な運動

こんな食べ物は要注意!

プリン体は水溶性のため、肉や魚から取っただし汁（スープ）に多く含まれます。その代表がラーメンの汁！ 全部飲み干すのは控えるべきです。下記の食品にも注意が必要です。

【極めて多い（300mg～）】
●鶏レバー ●干物（マイワシ）●あんこう（肝酒蒸し）など
【多い（200～300mg）】
●豚・牛レバー ●かつお ●真いわし ●干物（真あじ）など
【中程度（100～200mg）】
●肉（豚、牛、鶏）類の多くの部位、魚類など

尿酸を排出するアイテム

サラダ 　ほうれん草のおひたし

野菜スープ　煮物

野菜、いも類、海藻類、乳製品（牛乳、ヨーグルト）など、アルカリ性の食品は尿酸を排出する効果があります。何かプラスしたい時は、これらをチョイスしましょう。

プリン体ではない尿酸値を下げるコツは「たくさんの野菜」

トマトがメインの具だくさんサンド!

たっぷりトマトと野菜のサンド
345円

組み合わせただしが効いたスープを使用

1/2日分の野菜鶏ちゃんこ鍋
505円

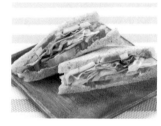

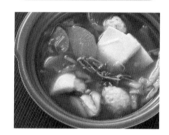

カロリー	190kcal
たんぱく質	8.5g
脂質	7.1g
炭水化物	24.5g 【糖質:21.6g】【食物繊維:2.9g】
食塩相当量	1.3g

カロリー	192kcal
たんぱく質	20.3g
脂質	6.0g
炭水化物	17.2g 【糖質:11.2g】【食物繊維:6.0g】
食塩相当量	3.3g

バランス度
★★★

尿酸値を下げるにはアルカリ性の食品を摂るのがコツ。サンドとちゃんこ鍋で十分な野菜量で尿をアルカリ性に保ちましょう。同じ鍋料理でもあん肝や白子入りはプリン体が多いのでご注意を!

カロリー度
★★★

ちゃんこ鍋はボリュームがあるものの、合計は382kcalと低カロリー。夜遅い食事メニューとして、また活動量が少なめの男性、女性におすすめです。

あっさり度(塩分)
★★

合計は4.6gでやや多め。鍋のスープを残すか、次の食事で塩分控えめの食事を意識しましょう。

総合評価
★★★

尿酸値はアルコールにも気をつけたいですが、実は食事のバランスも重要。水分を多めに摂ることや毎食、野菜をたくさん食べて痛風を予防しましょう。

焼きそばはたっぷり具材と 副菜追加でヘルシー度アップ!

にんにく入りの塩たれとペッパーで味つけ

柚子胡椒香る! 鶏の塩焼そば
430円

こま油と鶏だしの旨味をプラス

蒸し鶏と小松菜の ナムルサラダ
178円

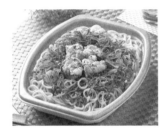

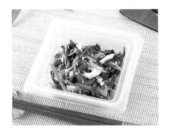

カロリー	495kcal
たんぱく質	20.1g
脂質	13.2g
炭水化物	75.9g 【糖質：71.4g】 【食物繊維：4.5g】
食塩相当量	5.1g

カロリー	64kcal
たんぱく質	3.2g
脂質	4.3g
炭水化物	5.2g 【糖質：0.7g】 【食物繊維：4.5g】
食塩相当量	0.9g

バランス度
★★★

ねぎがたっぷりの塩焼きそばは一品でもバランスがとれ、食物繊維が豊富。緑黄色野菜の小松菜を追加し、ビタミンACE、ミネラルを強化。女性が不足しやすいカルシウム、鉄も含まれています。

カロリー度
★★★

合計は559kcal。夜遅くに食事をする人やデスクワークなど、活動量が低めの人におすすめのカロリーです。

あっさり度（塩分）
★

合計は6.0gで多め。塩分を排出する食物繊維やカリウム食材（ねぎ、小松菜）は豊富に含まれていますが、引き続き、次の食事でも減塩を意識しましょう。

総合評価
★★★

尿酸値が気になる人はプリン体だけではなく食事のバランスに気をつけることが大切。偏った食事では肥満を招きさらに尿酸値が上昇します。特に野菜は十分な量を確保しましょう。

尿酸の排出効果を高める
野菜やきのこを積極的に!

塩こうじやごまソースで味つけ

豚しゃぶの
胡麻だれパスタサラダ
320円

とろけるチーズとベーコンをトッピング

もち麦プチプチ きのこと
チーズのクリームスープ
330円

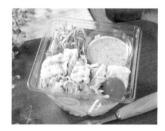

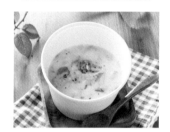

カロリー	341kcal
たんぱく質	14.2g
脂質	16.6g
炭水化物	35.5g【糖質：31.9g】【食物繊維：3.6g】
食塩相当量	2.52g

カロリー	203kcal
たんぱく質	8.5g
脂質	9.8g
炭水化物	22.1g【糖質：18.4g】【食物繊維：3.7g】
食塩相当量	2.03g

バランス度
★★★

豚しゃぶのパスタサラダは低脂肪でバランス良好な一品。スープを追加すればきのこやもち麦で食物繊維量がアップします。尿酸値ケアは、野菜やきのこなどのアルカリ性食品の充実がポイント。

カロリー度
★★★

合計は544kcal。低カロリーのパスタサラダにスープを追加することでカロリーアップ。デスクワークの女性やメタボが気になる男性におすすめのカロリーです。

あっさり度（塩分）
★★

合計は4.55ｇでやや多め。パスタサラダのドレッシングを控えめに使用し、減塩効果を高めましょう。

総合評価
★★★☆

ヘルシーメニューに困った時はパスタサラダ。幅広く、様々な生活習慣病予防に貢献する一品です。野菜やきのこは尿酸を排出しやすくするので、副菜のプラスなどで積極的に摂りましょう。

お酒を飲む時は
ヘルシーなおつまみを意識!

2つの味わいが楽しめる!

具たっぷりサラダ巻
ツナ・カニカマ
321円

スナック感覚で手軽に!

枝豆
沖縄の塩シママース使用
170円

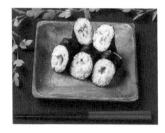

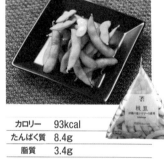

カロリー	537kcal
たんぱく質	10.3g
脂質	23.5g
炭水化物	72.9g 【糖質：69.4g】【食物繊維：3.5g】
食塩相当量	3.8g

カロリー	93kcal
たんぱく質	8.4g
脂質	3.4g
炭水化物	8.9g 【糖質：5.6g】【食物繊維：3.3g】
食塩相当量	0.98g

バランス度
★★★

お酒を飲む時のつまみ風にした組み合わせです。サラダ巻きは野菜とたんぱく質が一緒に摂れるメニュー。さらにカリウム、食物繊維が豊富な枝豆をプラスしました。

カロリー度
★★★

合計は630kcal。デスクワークの男性におすすめのカロリーですが、お酒を飲みすぎるとカロリーオーバーになるのでご注意を!

あっさり度(塩分)
★★

合計は4.78ｇでやや多めです。塩分排出に役立つカリウム食材(枝豆)を組み合わせていますが、次の食事でも塩分控えめを意識しましょう。

総合評価
★★★

お酒を飲む時はごはんを敬遠しがちですが、ある程度摂ることで食事の満足度がアップし、肉料理や揚げ物のおつまみの食べすぎを避けられます。脂質の摂りすぎは尿酸値上昇を招きます。

肉系の丼を選ぶなら
少しでも野菜が入っているものを!

たれには鶏がらの旨味も!

オイスターソースが決め手! チンジャオロース丼
530円

ふっておいしい カップサラダ
198円

和風ドレッシング付き

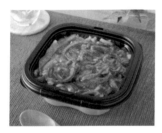
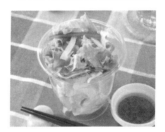

カロリー	449kcal
たんぱく質	14.5g
脂質	10.5g
炭水化物	74.9g【糖質:72.7g】【食物繊維:2.2g】
食塩相当量	3.6g

カロリー	74kcal
たんぱく質	0.7g
脂質	6.4g
炭水化物	3.7g【糖質:2.9g】【食物繊維:0.8g】
食塩相当量	0.7g

バランス度 ★★★
尿酸値対策は野菜量がカギ。チンジャオロース丼は肉だけではなくピーマンやたけのこ、玉ねぎなど具だくさん。サラダを追加して野菜量をアップすれば、食物繊維やカリウムが充実します。

カロリー度 ★★★
ボリュームがある丼でも合計は523kcalで低カロリー。デスクワークの女性やメタボが気になる男性におすすめのカロリーです。

あっさり度(塩分) ★★
合計は4.3gでやや多め。丼は塩分が多いイメージがありますが、このチンジャオロース丼は適正量。サラダのドレッシングを多めに残せば合格です。

総合評価 ★★★
尿酸値が気になる人は肥満であることが多い傾向が。適切な食事量とバランスがとれた食事を心がけ、水分もしっかり摂るようにしましょう。もちろんお酒を飲む人は飲みすぎに要注意です。

野菜たっぷり炒飯は尿酸値が気になる人の強い味方

あんは鶏ガラベースにオイスターソース

1食分の野菜が摂れる！あんかけ炒飯
550円

隠し味にビネガーをプラス

カップデリカ オクラと三陸産めかぶのネバネバサラダ
238円

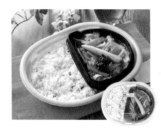

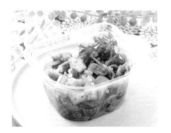

カロリー	519kcal
たんぱく質	13.3g
脂質	18.6g
炭水化物	77.6g【糖質：71.0g】【食物繊維：6.6g】
食塩相当量	6.52g

カロリー	46kcal
たんぱく質	1.2g
脂質	0.68g
炭水化物	10.6g【糖質：7.1g】【食物繊維：3.5g】
食塩相当量	1.02g

バランス度
★★★

炒飯を食べる時は具だくさんのものをチョイス。尿をアルカリ化するのに役立つ白菜、玉ねぎ、たけのこ、きくらげ、ヤングコーンが含まれます。サラダはオクラ、ひじき、めかぶなどが充実。

カロリー度
★★★

合計は565kcal。メタボが気になる男性やデスクワークの女性におすすめのカロリーですが、食べ応えは十分！

あっさり度（塩分）
★

合計は7.54ｇで多め。あんはできるだけ残し、サラダのドレッシングも少なめに利用し、塩分をカットしましょう。

総合評価
★★★

尿が酸性だと尿酸が溶けず、結石の原因になり痛風発作症状に発展します。尿をアルカリ化する、野菜、海藻、大豆、いも類を意識して食事に取り入れるようにしましょう。

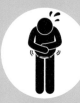

夜遅い時間にこってり&塩分多めの食事は危険!

胃腸が気になる人

夜遅いうえに量の多い食事を摂る、こってりとしたメニューが好き、食べたあと
すぐに寝てしまう……思い当たることはありませんか？　このような食習慣は胃
腸に負担をかけ、睡眠の質を低下させることにもつながります。改善のポイント
は、**①消化のよいもの、②脂肪の少ないもの、③温かいものを食べること**。早食い
したり、手軽にめん類ばかり食べたりしている人も注意が必要です。早食いによ
る胃への負担は当然ですが、塩分の過剰摂取が胃がんに関連していることも明ら
かに。塩分摂取が多めの印象の東北地方では、脳卒中予防のために塩分を減らす
取り組んだところ、脳卒中に加え、胃がんも少なくなったという報告もあります。
スープなどで塩分を摂りがちになるめん類を控えるなど、胃をいたわりましょう。

胃腸に負担がかかる生活習慣チェック

※2つ以上該当する人は生活習慣、食生活を見直しましょう。

- [ ] お酒の飲みすぎ
- [ ] 塩分の摂りすぎ
- [ ] 早食い
- [ ] ストレスが多い
- [ ] 夜遅くに満腹になるまで食べることが多い

こんな食べ物は要注意!

下のような加工食品は、保存性を高め
るため、それほど塩辛く感じないかも
しれませんが、実は食塩を多く使用し
ています。あまり摂りすぎないよう注
意しましょう。

ウインナー

かまぼこ

ハム

ちくわ

おすすめのコンビニごはん

鍋焼きうどん　**ロールキャベツ**

シチュー　**茶碗蒸し**

夜遅い時間にど
うしても食事が
したい場合は、
脂肪分の多い食
事は避け、左の
ような消化がよ
いものを選びま
しょう。このほ
かグラタン、煮
物などもおすす
め。汁物はスー
プを残すよう、
心がけましょう。

消化にやさしいフレンチトーストは朝食にもおすすめ!

メープル味バター入りマーガリン

真鱈と白菜をメインに5品目

しみ旨フレンチトースト
130円

真鱈の寄せ鍋風
398円

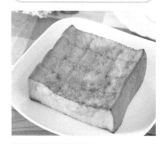

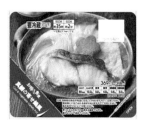

カロリー	410kcal
たんぱく質	9.6g
脂質	16.8g
炭水化物	56.5g 【糖質:53.9g】【食物繊維:2.6g】
食塩相当量	1.4g

カロリー	80kcal
たんぱく質	12.2g
脂質	0.8g
炭水化物	5.5g 【糖質:4.9g】【食物繊維:0.6g】
食塩相当量	3.0g

バランス度
★★★
フレンチトーストは柔らかくて消化もよく、炭水化物とカルシウムとたんぱく質が簡単に摂れるので、体調不良の時にぴったり。不足する野菜は、寄せ鍋風で追加できます。

カロリー度
★★★
合計は490kcal。活動量が少なめの女性や体調不良で食欲がない高齢の人、子供にもおすすめです。

あっさり度(塩分)
★★
合計は4.4ｇで多め。寄せ鍋風の汁は多めに残すと減塩効果が高まります。

総合評価
★★★
調子が悪い時でも食事をしっかり摂りたい時におすすめの組み合わせです。フレンチトーストのほか、やわらかめのパンもおすすめです。野菜は煮込みスープや寄せ鍋メニューを活用しましょう。

脂質に気をつけたい人は胃にやさしいグラタンをセレクト!

鶏肉や野菜がゴロゴロ

ホワイトソースグラタン
460円

高麗人参パウダー入り

参鶏湯
328円

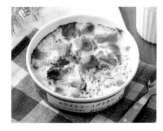

カロリー	326kcal
たんぱく質	15.7g
脂質	12.4g
炭水化物	40.5g【糖質:35.4g】【食物繊維:5.1g】
食塩相当量	2.41g

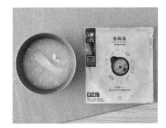

カロリー	104kcal
たんぱく質	11.7g
脂質	2.9g
炭水化物	7.6g【糖質:6.9g】【食物繊維:0.7g】
食塩相当量	2.1g

バランス度
★★★

グラタンにはかぼちゃや鶏肉が入り、バランスは良好です。さらに大麦やもち米が入る滋養スープを追加することで、カラダが温まる組み合わせが完成!

カロリー度
★★★

合計は430kcal。活動量が少ないけれど、ダイエットをしたい女性におすすめのカロリー。

あっさり度(塩分)
★★

合計は4.5gでやや多め。スープはおかゆに近く塩気があるので、残さず、次の食事で調整しましょう。

総合評価

脂質が多いと思われがちなグラタンはしっかりと加熱され、具の食感も柔らかいため、胃にやさしいメニューです。ベーコンやソーセージ入りのグラタンは脂質が多いのでNG。

胃腸をいたわるなら脂肪分が少なく、消化のよいメニューを

多彩な野菜をイン!

セブンプレミアム
8種の具材の鍋焼うどん
451円

乳本来のコクと風味を感じられる

セブンプレミアム
のむヨーグルト プレーン 180g
127円

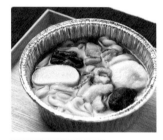

カロリー	362kcal
たんぱく質	12.8g
脂質	7.1g
炭水化物	63.4g 【糖質：60.1g】 【食物繊維：3.3g】
食塩相当量	5.6g

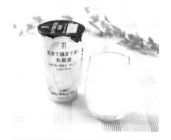

カロリー	161kcal
たんぱく質	5.8g
脂質	5.6g
炭水化物	21.8g 【糖質：21.8g】 【食物繊維：0.0g】
食塩相当量	0.2g

バランス度
★★★
胃腸が気になる人は脂質少なめを意識しましょう。うどんは消化によいため、夜遅い食事にも最適。たんぱく質がやや不足気味なので、腸の働きに貢献するヨーグルトドリンクを追加しました。

カロリー度
★★★
合計は523kcal。夜遅くに食事する人、メタボが気になる男性に最適なカロリー。

あっさり度（塩分）
★
合計は5.8ｇで多め。塩分の摂りすぎも胃腸の負担になります。うどんの汁は飲み切らず、多めに残すようにしましょう。

総合評価
★★★
食欲がない時や胃腸がお疲れ気味の際におすすめの組み合わせ。冷凍食品のため、非常食としてストックしておくのも便利です。

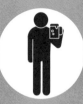

普段、お酒を飲まない人も要注意！

脂肪肝が気になる人

お酒を飲まないのに健康診断で肝機能の数値が悪化。超音波検査では脂肪肝を指摘された……思い当たることはありませんか？　実は「**非アルコール性脂肪性肝疾患（NAFLD）**」が増えているのです。放っておくと肝硬変や肝臓病に発展することも少なくありません。また血糖値との関連も大きく影響していることがわかってきました。**お酒を飲む習慣がある人は酒量やお酒を飲む頻度に気をつけ、お酒を飲まないけれど肝機能の数値が気になる人は運動を心がけ、食事量と内容を見直しましょう。**体重増加が止まらない人は、肥満を解消し、沈黙の臓器といわれる肝臓の機能を回復させましょう。最近では**抗酸化作用があるビタミンEが有効という報告も。緑黄色野菜やナッツ類に多く含まれるので、チェック**しましょう！

脂肪肝につながる生活習慣チェック

※１つでも該当する人は生活習慣、食生活を見直しましょう。

- [ ] 体重が多い
- [ ] お酒の飲みすぎ
- [ ] 野菜をあまり食べない
- [ ] 肉料理や揚げ物の摂りすぎ
- [ ] 甘いものの摂りすぎ
- [ ] 運動不足

ダメージを受けた肝臓の回復にはたんぱく質を

お酒を飲む人はおつまみに魚や肉、大豆製品、卵を取り入れましょう。脂肪の摂りすぎを控えたいので揚げ物でたんぱく質を取るのはNGです。迷った時のおつまみに、豆腐や枝豆は強い味方。

豆腐

枝豆

ビタミン・ミネラルもセットで

ダメージを受けた肝臓はビタミンを蓄える機能が低下しやすいので、抗酸化ビタミン、ビタミンA・C・Eを摂り、ダメージを回復させましょう！

ほうれん草のごま和え

かぼちゃスープ

ブロッコリーのサラダ

お酒を飲まなくても進行する脂肪肝。野菜とたんぱく質を意識して

低カロリーなのに 高い満足度	チェダーチーズ入り	季節限定の 特別な一品
1/3日分の野菜が摂れる 小海老の焼ビーフン 398円	**チーズ入り国産鶏 サラダチキン** 158円	**菜の花の 胡麻和え** 178円

×　×

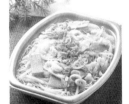 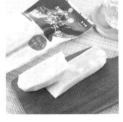 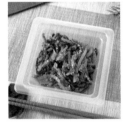

カロリー	298kcal
たんぱく質	5.6g
脂質	11.4g
炭水化物	44.3g 【糖質:40.9g】 【食物繊維:3.4g】
食塩相当量	3.8g

カロリー	90kcal
たんぱく質	10.7g
脂質	4.6g
炭水化物	1.5g 【糖質:1.3g】 【食物繊維:0.2g】
食塩相当量	1.0g

カロリー	57kcal
たんぱく質	2.7g
脂質	3.2g
炭水化物	5.4g 【糖質:2.8g】 【食物繊維:2.6g】
食塩相当量	1.5g

バランス度
★★★

脂肪肝が気になる人は、たんぱく質と緑黄色野菜をプラスすることが大事です。季節限定ですが、菜の花はビタミンACE、鉄、カルシウムを豊富に含むので、見かけたらぜひ食べてください。

カロリー度
★★★

合計は455kcalと低カロリー。夜遅くに食事を摂る人や今日は帰宅が遅くなりそう……と夕方に早めに夕食を摂っておこうという人におすすめのカロリーです。

あっさり度（塩分）
★

合計は6.3gで多め。次の食事で減塩を意識していきましょう。

総合評価
★★★

ビーフンは意外と野菜量は充実。たんぱく質が不足しがちなため、サラダチキンやヨーグルト、牛乳を追加するとたんぱく質量がアップします。ダメージを受けた肝臓を回復させましょう。

脂肪を抑える調理法にも注目!
揚げ物より炒め物をセレクト

8品目の具材入りで
大満足

香ばしさささみの燻製

水菜、紫玉ねぎ&
にんじんも

| 1/2日分の野菜が摂れる
肉野菜炒め丼
498円 | × | ミニサラダ
チキンスモーク
140円 | × | 海藻と大根の
サラダ
198円 |

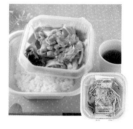 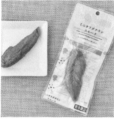 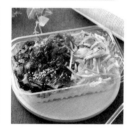

カロリー	491kcal
たんぱく質	10.7g
脂質	13.4g
炭水化物	84.0g 【糖質：78.6g】 【食物繊維：5.4g】
食塩相当量	2.07g

カロリー	42kcal
たんぱく質	8.8g
脂質	0.4g
炭水化物	0.7g 【糖質：0.6g】 【食物繊維：0.1g】
食塩相当量	0.7g

カロリー	17kcal
たんぱく質	1.2g
脂質	0.6g
炭水化物	3.3g 【糖質：0.3g】 【食物繊維：3.0g】
食塩相当量	0.31g

バランス度
★★★

脂肪を抑える調理法は、揚げ物よりも炒め物。肉野菜炒めもたっぷり野菜と一緒ならヘルシーさが増します。ミニサラダチキンで足りないたんぱく質、サラダでミネラルや食物繊維が充実。

カロリー度
★★★

合計は550kcalで、ボリュームはあるものの低カロリー。サラダのドレッシングを追加する場合はノンオイルドレッシングでカロリーを抑えましょう。

あっさり度(塩分)
★★★

合計は3.08gで適正量。ドレッシングは考慮していないため、ドレッシングを使う場合は減塩ドレッシングを使用。または、ドレッシング量を控えめにして食べるなど工夫しましょう。

総合評価
★★★

揚げ物→炒め物→焼き物→蒸し物で脂肪を段階的に減らしていきましょう。脂肪肝は糖分の摂取でも促進するので、甘い食べ物、飲み物、果物も控えめに。

メインも副菜も脂肪に
気をつけて野菜をたっぷり

とろとろなモッツァレラチーズがオン!

**たっぷりチーズの
マルゲリータ風グラタン**
486円

 （×）

いりごま、すりごま、練りごまを使用

**1/2日分の緑黄色野菜
ほうれん草の胡麻和え**
213円

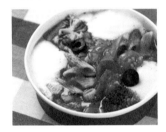

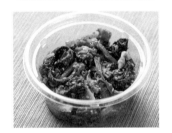

カロリー	435kcal
たんぱく質	21.9g
脂質	18.3g
炭水化物	47.9g 【糖質：43.2g】 【食物繊維：4.7g】
食塩相当量	3.2g

カロリー	118kcal
たんぱく質	6.1g
脂質	7.9g
炭水化物	8.5g 【糖質：2.9g】 【食物繊維：5.6g】
食塩相当量	1.1g

バランス度
★★★

脂肪肝が気になる人は、食事量の多さが一因かも。脂質に気をつけ野菜をたっぷり摂るように。緑黄色野菜は抗酸化ビタミン、ACE（エース）が豊富で、肝臓病や動脈硬化の予防に役立ちます。

カロリー度
★★★

合計は553kcal。夜遅い食事におすすめです。肥満が気になる人はカロリーをなるべく抑えるようにしましょう。

あっさり度（塩分）
★★

合計は4.3gでやや多め。ほかの食事でも減塩を意識しましょう。

総合評価
★★★

脂肪を気にするあまり、たんぱく質不足にならないように。極端な不足は脂肪肝を悪化させることも。

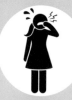

貧血が気になる人

女性に多いのが鉄欠乏性貧血。全身の細胞に酸素を運ぶ血液中のヘモグロビンの数が不足して酸素不足になり、**疲れやすい、息切れ、立ちくらみ、めまい**といった症状が出ます。また髪の毛がパサつく、肌がくすむ、爪が割れやすいといった**女性が気になる美容にも貧血が影響**しています。筆者が以前行なった『働く女性の食生活調査』では、「健康診断で指摘された項目がある」と回答した約40％のうち、半分以上（22.1％）の人が貧血を指摘されたという結果になりました。貧血は**放置すると体調が悪化する場合も**。朝食を抜いたり、偏った食事を続けたりしていると、鉄やそのほかの栄養素が不足します。食生活のポイントを押さえて予防しましょう。

貧血につながる生活習慣チェック

※2つ以上該当する人は生活習慣、食生活を見直しましょう。

- [ ] 疲れやすい
- [ ] 生理中に寝込むことがある
- [ ] 肉や魚を食べない
- [ ] 持久力がない
- [ ] コーヒーや緑茶をよく飲む
- [ ] 野菜や果物を食べる機会が少ない

貧血を改善する食生活のポイント

❶ヘモグロビンの材料になる鉄とたんぱく質をしっかり摂る

鉄の吸収率が高めなヘム鉄……レバー、牛肉、まぐろ、かつお、あさり
ヘム鉄に比べるとやや低めな非ヘム鉄……ひじき、ほうれん草、小松菜、大豆

❷鉄吸収を高める食品を一緒に摂る

胃液の分泌をよくする酸味のあるもの……レモン、酢、梅干し、柑橘系の果物
鉄吸収を促進するビタミンC……野菜、果物、いも
赤血球を作るビタミンB12&葉酸……納豆、青魚、緑黄色野菜、果物

❸食事中のコーヒー、緑茶は控えめに

タンニンが鉄吸収を妨げます。食後ではなく、食事と食事の間など時間をずらして飲むようにしましょう。

鉄やビタミンCが豊富な 野菜を選ぶならほうれん草を!

もち麦を配合したこはんを採用

野菜を食べるビビンバ
399円

×

薬味と甘味にこだわる

カップデリカ ピクルス
(ミニトマト)
230円

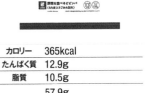

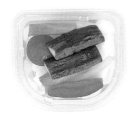

カロリー	365kcal
たんぱく質	12.9g
脂質	10.5g
炭水化物	57.9g 【糖質：51.6g】 【食物繊維：6.3g】
食塩相当量	2.3g

カロリー	38kcal
たんぱく質	0.9g
脂質	0.1g
炭水化物	9.1g 【糖質：7.1g】 【食物繊維：2.0g】
食塩相当量	3.4g

バランス度
★★★

120g以上の野菜が摂れるビビンバは一品でもバランス良好なメニュー。ニラやほうれん草は鉄が豊富。鉄はビタミンCと一緒に摂ると吸収率がアップ。ミニトマトのピクルスを活用しましょう。

カロリー度
★★★

合計は403kcalと低カロリーですが、食べごたえはしっかり。夜遅い時間に食べても安心です。

あっさり度(塩分)
★

ピクルスの塩分が強すぎるので、合計は5.7gと多めに。ほかの食事で塩分を調整しましょう。

総合評価
★★☆

ビビンバは冷凍庫にストックしておくと便利。野菜がたっぷり摂れるし、鉄が豊富なほうれん草も含まれます。さらにビビンバのごはんはもち麦。鉄分アップが期待できます。

鉄分に加えて、たんぱく質を
たっぷり摂取して貧血予防!

しょうがを加えた風味も◎

鶏とななたまの
そぼろ御飯
321円

すりおろし野菜ドレッシング付き

ほうれん草とベーコン
のサラダ
334円

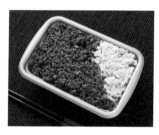

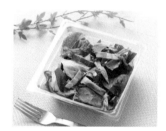

カロリー	444kcal
たんぱく質	19.2g
脂質	7.8g
炭水化物	77.0g 【糖質:71.6g】【食物繊維:5.4g】
食塩相当量	1.5g

カロリー	208kcal
たんぱく質	4.5g
脂質	19.1g
炭水化物	5.5g 【糖質:3.5g】【食物繊維:2.0g】
食塩相当量	1.4g

バランス度
★★★
そぼろごはんはたんぱく質が摂れるのがメリット。意外にも鉄を含んでいる卵とほうれん草のサラダをチョイスして貧血予防を強化しましょう。

カロリー度
★★★
合計は652kcal。食べごたえがあるのでメタボが気になる男性にもおすすめです。

あっさり度(塩分)
★★★
合計は2.9ｇで合格点。サラダのドレッシングを控えるとさらに減塩できます。

総合評価
貧血予防は鉄ばかりに目が行きがちですが、貧血になると爪割れや髪も元気がなくなります。これもたんぱく質不足が原因なので、しっかり摂ることが重要です。

鉄分はあさりと牛肉。吸収を高める ビタミンC食材を必ず組み合わせて

全粒粉入りパスタを使用

あさりとチーズの トマトスープパスタ
480円

三温糖を使用しコクのある味つけ

1/3日分の野菜 プルコギ風（春雨入り）
430円

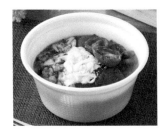

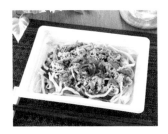

カロリー	359kcal
たんぱく質	17.6g
脂質	11.6g
炭水化物	48.6g 【糖質：43.4g】【食物繊維：5.2g】
食塩相当量	3.7g

カロリー	233kcal
たんぱく質	8.6g
脂質	13.9g
炭水化物	20.4g 【糖質：16.4g】【食物繊維：4.0g】
食塩相当量	4.0g

バランス度
★★★
パスタは鉄を含むあさりとビタミンCを含む、ほうれん草、トマトで鉄吸収率がアップします。牛肉で鉄、野菜アップのためにプルコギ風を追加。あさりと牛肉で鉄量を確保できます。

カロリー度
★★★
合計は592kcal。デスクワークの女性や貧血が気になる高齢の人におすすめのカロリー。

あっさり度（塩分）
★
合計は7.7ｇで多めなので、パスタのスープを多めに残し、さらにプルコギ風の汁にも気をつけましょう。

総合評価
★★★
コンビニではあさりのメニューが年間を通して発売されています。鉄は日々の摂取の積み重ねが大切。鉄とビタミンCを意識した食事バランスで貧血気味の体調不良におさらばしましょう。

鉄分を多く含む食材を選ぶ！
きくらげは意外と栄養満点

別添の米酢、ねりからして味変も

1/2日分の野菜が摂れる あんかけ焼そば
550円

ガーリックの風味で食欲増進！

青菜とガーリック炒め
248円

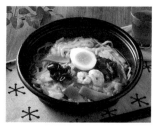

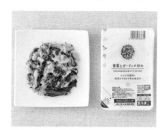

カロリー	547kcal
たんぱく質	20.5g
脂質	11.8g
炭水化物	91.6g 【糖質：84.9g】 【食物繊維：6.7g】
食塩相当量	6.27g

カロリー	88kcal
たんぱく質	3.2g
脂質	6.5g
炭水化物	6.2g 【糖質：2.3g】 【食物繊維：3.9g】
食塩相当量	1.6g

バランス度
★★★

あんかけ焼きそばは具だくさんで、えび、卵、白菜のほか鉄やビタミンDが豊富なきくらげが摂れます。ガーリック炒めのチンゲン菜でカルシウムや鉄、葉酸、ビタミンCを追加しました。

カロリー度
★★★

合計は635kcal。食べごたえがあるため、しっかり食べたい男性にもおすすめ。

あっさり度（塩分）
★

合計は7.87gでかなり多め。焼きそばのあんを多めに残すことで減塩効果がアップします。

総合評価
★★★

きくらげは鉄のほか、食物繊維、カルシウム吸収に役立つビタミンDを多く含み、女性に不足しがちな栄養素がたくさん摂れます。もちろん男性もチェック！

パスタは具を意識して
あさりは鉄分とたんぱく質が豊富

鉄分&たんぱく質がたっぷり!

ボンゴレビアンコ
429円

X

かつおだしが効いたあっさり味

6種具材のお豆腐と
ひじきの煮物
213円

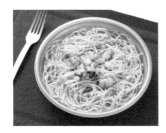

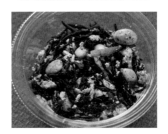

カロリー	501kcal
たんぱく質	21.7g
脂質	13.8g
炭水化物	75.6g 【糖質：69.0g】【食物繊維：6.6g】
食塩相当量	3.9g

カロリー	134kcal
たんぱく質	8.6g
脂質	6.3g
炭水化物	13.4g 【糖質：7.8g】【食物繊維：5.6g】
食塩相当量	1.8g

バランス度
★★★

あさりは鉄分、たんぱく質ともに豊富で、効率よく栄養素を摂れます。サラダ代わりにしたひじきの煮物も同じ鉄分が多いうえ、カルシウムや食物繊維も摂れるので便利です。

カロリー度
★★★

熱量の合計は635kcal。お腹回りがちょっと気になり始めた男性やカラダをこまめに動かす女性(子育て中の女性など)に最適なカロリーです。

あっさり度(塩分)
★

合計は5.7ｇで多め。パスタのソースを多めに残すなど、減塩対策をしっかり取りましょう。

総合評価
★★★

貧血対策は1日にしてならず。食事が偏っていると鉄分は不足します。パスタの具材やひじきを使った総菜をこまめにチェックし、鉄分補給に努めましょう。

クラムチャウダーは隠れ貧血女子に おすすめの定番メニュー

バランス重視で選ぶ決定版

ミックスサンドBOX
320円

あさりで鉄分&たんぱく質GET!

北海道産牛乳使用 クラムチャウダー
298円

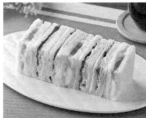

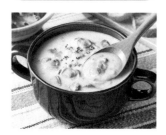

カロリー	208kcal
たんぱく質	7.9g
脂質	13.9g
炭水化物	13.3g 【糖質:12.4g】【食物繊維:0.9g】
食塩相当量	1.8g

カロリー	337kcal
たんぱく質	10.6g
脂質	17.6g
炭水化物	35.2g 【糖質:33.3g】【食物繊維:1.9g】
食塩相当量	2.2g

バランス度
★★

サンドイッチは野菜だけではなく、ハムや卵が入っているのでたんぱく質も摂れるのが◎。あさりが入ったクラムチャウダーなら、鉄分もしっかり摂ることができます。ただ食物繊維は不足気味。

カロリー度
★★★

合計は545kcal。夜遅めの食事をする人やあまりカラダを動かさないデスクワークの女性に最適なカロリー。

あっさり度(塩分)
★★

合計は4.0gでやや多めなので、スープは飲み干さずにそのままで。次の食事で塩分の摂りすぎに注意しましょう。

総合評価
★★☆

食物繊維が不足気味なのが気になりますが、鉄分やたんぱく質は充実しています。副菜をプラスするなら、緑黄色野菜の総菜がおすすめ。ビタミンCにより鉄分の吸収を高められます。

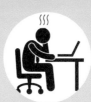

トリプトファンを摂って"幸せホルモン"を増やす！

ストレスが気になる人

ストレス解消のためにスイーツやスナック菓子、お酒に走ってしまう人が多いのではないでしょうか。このような食生活が続くと体重増加が加速し、生活習慣病に発展してしまう恐れが出てきます。ストレスがたまって食べすぎてしまう人は、早めに食事量や栄養バランスの整った食事を意識するようにしましょう。ところで**"幸せホルモン"と呼ばれる脳内ホルモン「セロトニン」をご存じでしょうか。ストレスや疲労がたまるとセロトニン分泌量が減ってしまい、気分が落ち込んでしまうことがあります。**セロトニンを増やすためには材料である**必須アミノ酸の「トリプトファン」が必要です。体内で作れないので、それを含む食品をコンビニメニューで積極的に取り入れましょう。**

ストレスがたまりやすい生活習慣チェック

※2つ以上該当する人は生活習慣、食生活を見直しましょう。

- 食べ過ぎ
- 甘いものの摂りすぎ
- お酒の飲みすぎ
- 食事を抜くことが多い
- 早食い

トリプトファンが含まれる食品

トリプトファンは、日中は脳内で変化しセロトニンに、夜になると睡眠を促すメラトニンに変化します。これが不足すると睡眠に不具合を感じたり、心の健康に影響することも。下のトリプトファンが含まれる食品を摂るように心がけましょう。

肉	納豆	卵	バナナ
魚	豆腐	大豆製品	

主食と副菜のダブルで たんぱく質をたっぷり補給

17.9gもたんぱく質を摂取

たんぱく質が摂れる チキンサラダサンド
345円

サラダなのに約20gもたんぱく質が!

たんぱく質が摂れる 香り箱とツナのサラダ
429円

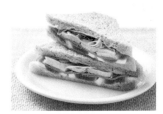

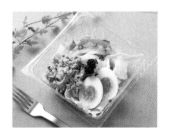

カロリー	204kcal
たんぱく質	17.9g
脂質	7.1g
炭水化物	18.5g 【糖質:15.8g】【食物繊維:2.7g】
食塩相当量	1.6g

カロリー	218kcal
たんぱく質	19.5g
脂質	12.9g
炭水化物	7.0g 【糖質:4.8g】【食物繊維:2.2g】
食塩相当量	3.6g

バランス度
★★★

たんぱく質が豊富な組み合わせ。たんぱく質は体温上昇にも役立つので、朝に食べれば、体温が上がり活力がアップするかも。冷え性(89ページ)が気になる女性や高齢の人にもおすすめ。

カロリー度
★★★

合計422kcalと低カロリーながら、食べごたえは十分。デスクワークの女性や夜遅い時間に食事を摂る食生活習慣の男性におすすめのカロリーです。

あっさり度(塩分)
★

合計は5.2gで多め。サラダのゆで卵は下味がしっかりついているので、そのままでもおいしく食べられます。できるだけドレッシングをかけないようにしましょう。

総合評価

塩分は気になりますが、たんぱく質量や野菜量は充実。筋トレや運動習慣がある人にもおすすめ。たんぱく質を摂ってストレスに強いカラダ作りを目指しましょう。

心をすり減らすとたんぱく質が消耗。
忙しい時は、毎日摂るよう意識して

サラダチキン×チーズ×ゆで卵　　　　　隠し味に塩こうじを使用!

**全粒粉サンド
サラダチキンとたまご**
320円

**7種野菜の鶏塩スープ
塩こうじ入り**
398円

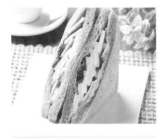

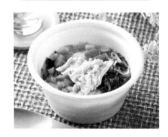

カロリー	273kcal
たんぱく質	25.0g
脂質	11.7g
炭水化物	17.8g 【糖質：15.9g】 【食物繊維：1.9g】
食塩相当量	1.7g

カロリー	84kcal
たんぱく質	10.6g
脂質	2.5g
炭水化物	5.9g 【糖質：3.1g】 【食物繊維：2.8g】
食塩相当量	3.0g

バランス度
★★★
サラダチキンと卵がたっぷり入っていて、たんぱく質が充実したサンドイッチが◎。スープからは大根、白菜、ほうれん草など野菜が摂れてビタミンCの補給もバッチリです。

カロリー度
★★★
合計は357kcal。朝食や軽めのランチ、食欲があまりない時などに最適なカロリーです。

あっさり度（塩分）
★
合計は4.7gでやや多め。スープを全部飲むと高塩分になってしまうので、なるべく残すようにしましょう。

総合評価
★★★
ストレス対策に欠かせない栄養素のたんぱく質。精神的に疲れている人は、野菜中心のサンドイッチより、卵やチキンなどが入りたんぱく質が充実したものをチョイスするのがポイントです。

暑さも寒さもストレスの一因。栄養価の高い食材を意識して

ほうれん草の粉末を練り込んだ生パスタ

**野菜を食べる生パスタ
ほうれん草クリーム**
298円

鶏肉でたんぱく質をプラス

鶏と大根の煮物
399円

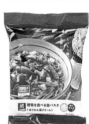

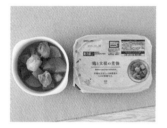

カロリー	303kcal
たんぱく質	10.1g
脂質	13.4g
炭水化物	39.8g 【糖質：31.3g】 【食物繊維：8.5g】
食塩相当量	1.8g

カロリー	183kcal
たんぱく質	13.8g
脂質	8.5g
炭水化物	11.1g 【糖質：9.2g】 【食物繊維：1.9g】
食塩相当量	1.9g

バランス度
★★★
ほうれん草は抗酸化ビタミンや鉄が豊富で、ストレスに強い食材。パスタの食物繊維量8.5gも見逃せません。たんぱく質はやや少なめなので煮物などで追加するとよいでしょう。

カロリー度
★★★
合計は486kcalと低めですが、その割にたんぱく質はしっかり摂れるのが魅力。デスクワークの女性や高齢の人におすすめのカロリー量です。

あっさり度（塩分）
★★★
合計は3.7gで適量。さらに減塩を強化したいならパスタのスープや煮物の汁は残すようにしましょう。

総合評価
★★★
寒さや暑さによるストレスでは、特にビタミンCの消耗は高まります。ほうれん草などの栄養価の高い野菜を積極的に取り入れると過酷な季節を乗り切れるかも。

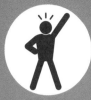

不安な時代だからビタミンDを積極的に摂取！

免疫力が気になる人

免疫力をつけるにはどのような食事を摂ればよいのでしょうか。そのカギを握る栄養素はたくさんありますが、**特に注目したいのがビタミンD。ウイルスや細菌が体内に侵入した際、免疫機能を活性化させ、免疫機能を調節してくれるのです。ビタミンDは食事と日の光を浴びることによって、体内で作ることができます。**日中、外出する機会が多い人は不足することはありませんが、深夜勤務の人、テレワークの人は不足が心配です。**ビタミンDは卵類、きのこ類など、魚介類では鮭、いくら、しらす、うなぎなどに含まれているの**で、免疫力の低下が気になる人は、例えばおにぎりの具材にこれらをチョイスしたり、弁当のおかずに含まれているものを選んでもよいでしょう。

免疫力低下につながる生活習慣チェック

※2つ以上該当する人は生活習慣、食生活を見直しましょう。

- [ ] 日中外に出る機会が少ない
- [ ] 深夜・交代制勤務
- [ ] 魚をあまり食べない
- [ ] 食事量が少ない
- [ ] 睡眠不足
- [ ] 運動不足
- [ ] タバコを吸う
- [ ] ストレスが多い

免疫力アップには腸内環境を整えることも大切。発酵食品に含まれる乳酸菌やビフィズス菌などの善玉菌の作用が腸内環境を整え、免疫力を高めてくれます。サイドメニューに納豆、キムチ、そして食後にヨーグルトを取り入れましょう。

ヨーグルト

納豆　　キムチ

もち麦や大麦は腸内環境も整えてくれる

食物繊維を多く含むもち麦や大麦は腸内環境を整え免疫力アップに貢献する最強のアイテム。お弁当やおにぎりを選ぶ時は必見です！

もち麦　　大麦

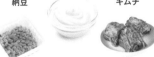

アスタキサンチンで免疫力アップ！
アボカドの健康パワーに注目

いくらは醤油漬け	スナック感覚で サラダチキン	白ワインビネガーで 旨味とコクも
厳選手巻寿司 **とろサーモンいくら** `220円`	**あさラダチキン チキンスティック** **ミニレモン&ライム** `108円`	**海老とアボカドの** **ポテトサラダ** `298円`

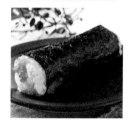 × 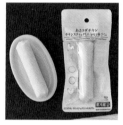 ×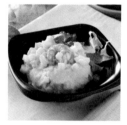

カロリー	182kcal
たんぱく質	6.2g
脂質	4.2g
炭水化物	30.3g [糖質：29.6g] [食物繊維：0.7g]
食塩相当量	1.57g

カロリー	40kcal
たんぱく質	7.2g
脂質	0.6g
炭水化物	1.5g [糖質：1.3g] [食物繊維：0.2g]
食塩相当量	0.6g

カロリー	201kcal
たんぱく質	6.1g
脂質	12.1g
炭水化物	18.3g [糖質：15.3g] [食物繊維：3.0g]
食塩相当量	1.05g

バランス度
★★★

手巻きのサーモンやサラダのえびに含まれるアスタキサンチンには抗酸化作用があります。サラダのアボカドはカリウムの宝庫で、若返りのビタミンといわれるビタミンEも豊富です。

カロリー度
★★★

合計は423kcalと低カロリー。活動量の少ない女性や高齢の人、夜遅い時間に食事を摂る人におすすめのカロリーです。

あっさり度（塩分）
★★★

合計は3.22ｇで適量です。サラダのアボカドやポテトはカリウムが豊富なので、塩分排出に役立ちます。次の食事でも塩分を控えめに。

総合評価
★★★

免疫力アップにはたんぱく質や多様な栄養成分を摂ることが大切。たんぱく質が不足気味の時にサラダチキンを追加する際は、塩分やエネルギー過多に気をつけましょう。

多品目メニューの組み合わせは免疫力アップに貢献

具だくさんだから栄養十分！

ミーゴレン インドネシア風焼そば
496円

EPAやビタミンDがたっぷり

セブンプレミアム いわしのつみれ汁
226円

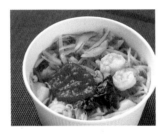

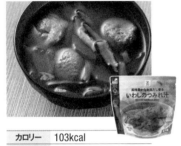

カロリー	376kcal
たんぱく質	12.9g
脂質	11.6g
炭水化物	57.4g 【糖質：52.8g】 【食物繊維：4.6g】
食塩相当量	5.6g

カロリー	103kcal
たんぱく質	8.3g
脂質	5.2g
炭水化物	6.7g 【糖質：5.0g】 【食物繊維：1.7g】
食塩相当量	2.0g

バランス度
★★★

えびや小松菜、にんじんなど具沢山の焼そばなので、野菜不足の人はチェック。たんぱく質がやや不足気味なので汁物を追加。いわしのEPAやビタミンDは免疫力アップに貢献します。

カロリー度
★★★

食べごたえのある組み合わせながら、合計は479kcal。つみれ汁も具だくさんの割に低カロリーなので、夜遅くの食事やメタボが気になる男性におすすめです。

あっさり度（塩分）
★

焼きそばの塩分が高いので、合計は7.6gと多め。次の食事をあっさりしたものにするなど塩分量を調整しましょう。

総合評価
★★☆

免疫力アップにはたんぱく質、野菜が欠かせません。具沢山のメニューを意識すると満遍なく、これらの栄養素を摂れるので、積極的に手に取りましょう。魚メニューも常にチェック。

とろろそばで腸内環境改善！免疫力もアップ

とろろは〝第3の食物繊維〟が豊富

冷しとろろそば
450円

 ×

そばの減塩にもつながる副菜に

国産真いわし使用 いわしの生姜煮
258円

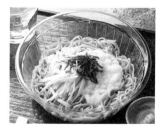

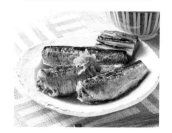

カロリー	269kcal
たんぱく質	11.9g
脂質	2.2g
炭水化物	52.6g 【糖質：48.8g】【食物繊維：3.8g】
食塩相当量	2.2g

カロリー	298kcal
たんぱく質	19.8g
脂質	19.1g
炭水化物	11.3g 【糖質：10.8g】【食物繊維：0.5g】
食塩相当量	2.0g

バランス度
★★★

とろろはレジスタントスターチが豊富（第3の食物繊維といわれ注目）。そばも食物繊維を多く含み、いわしも免疫力アップに貢献します。とろろそばのトッピングとしてのせて食べてみても。

カロリー度
★★★

合計は567kcal。そば単独では低カロリーになりすぎるので、あえてメイン食材をプラスしてカロリーアップ。それでもメタボが気になる男性には、適正なカロリー量！

あっさり度（塩分）
★★

合計は4.2ｇでやや多めなので、そばつゆを少しにして、副菜の『いわしの生姜煮』をめんにのせて食べると減塩できます。

総合評価
★★★

免疫力向上には腸活がカギ。いろいろな食材から食物繊維を摂取して腸内環境を整え、免疫力低下を予防しましょう。

甘いものを食べるのは、実は逆効果！

疲労 が気になる人

疲れが取れにくい、けれど忙しい毎日を送っていると、どうしたらよいかわからず、何となくそのままやり過ごしている人もいるのではないでしょうか。疲れを取るためには、例えば、ゆっくりお風呂につかる、マッサージ、十分な睡眠などが挙げられますが、食事を気遣うことも大切です。**疲労回復に役立つ栄養素はたんぱく質、ビタミン、ミネラルなど。特にビタミンB群は必須。よく「甘いものを食べて疲労解消！」と言う人もいますが、実は逆効果！** 糖質を代謝する際にビタミンB1が使われるため、糖質をエネルギーに変えられなくなり、かえって疲れやすくなるのです。甘いものをついつい食べてしまいがちな人は、朝ごはんを抜いたりせず、3食しっかり食事を摂り、疲れを吹き飛ばしましょう！

疲労がたまりやすい生活習慣チェック

※2つ以上該当する人は生活習慣、食生活を見直しましょう。

- [ ] 食事を抜く（朝ごはんを食べない）
- [ ] 甘いものをよく食べる
- [ ] めん類（ラーメンやパスタ）が多い
- [ ] 丼メニューが多い
- [ ] 運動不足
- [ ] 睡眠時間が短め

主なビタミンB群の働き

甘いものやスナック菓子を食べる人は不足気味！	肌荒れ、揚げ物や油料理をよく食べる人はチェック！	たんぱく質を多く摂るほど必要！
ビタミンB1	**ビタミンB2**	**ビタミンB6**
糖質代謝に役立つ	脂質代謝に役立つ	たんぱく質代謝に関わる
豚肉、うなぎ、玄米	うなぎ、納豆、卵、乳製品	まぐろ、さんま、鮭、バナナ

たらこはビタミンB1が豊富。疲労回復食材としても注目

たらこがたっぷり!

つぶつぶ!たらこ!たらこ!たらこ!
430円

バターソテーやパスタの具材にも

ほうれん草ミックス
160円

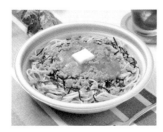

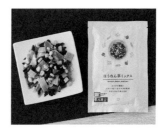

カロリー	511kcal
たんぱく質	23.3g
脂質	15.2g
炭水化物	57.4g【糖質:67.8g】【食物繊維:4.7g】
食塩相当量	3.52g

カロリー	117kcal
たんぱく質	6.1g
脂質	8.1g
炭水化物	6.6g【糖質:3.2g】【食物繊維:3.4g】
食塩相当量	0.7g

バランス度
★★★

疲労回復に役立つビタミンB1が含まれているたらこは、たんぱく質も豊富です。足りない野菜は抗酸化ビタミンACEが揃う、ほうれん草をセレクト。パスタにのトッピングとしても使えます!

カロリー度
★★★

合計は628kcalと低め。女性や活動量が少なめの男性におすすめのカロリー量ですが、食べごたえは十分!

あっさり度(塩分)
★★

合計は4.22gでやや多めです。引き続き、次の食事でも塩分を摂りすぎないよう気をつけましょう。

総合評価
★★★

パスタを選ぶなら具だくさんのパスタを摂ることが疲労回復のカギ。具材が多ければ摂れる栄養量も栄養の種類も増え、疲労回復に役立ちます。

豚肉は長ねぎと一緒に摂ると疲労回復パワーをさらに発揮

がっつり系でもさっぱり食べられる

レモン塩だれの
ねぎ豚カルビ弁当（麦飯）
429円

7種類の野菜を使用して食べごたえも

セブンプレミアム
7種の野菜 ミネストローネ
105円

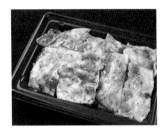

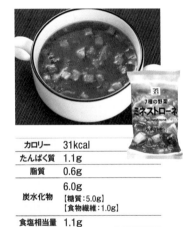

カロリー	564kcal
たんぱく質	16.6g
脂質	20.2g
炭水化物	83.7g 【糖質：74.0g】 【食物繊維：9.7g】
食塩相当量	1.8g

カロリー	31kcal
たんぱく質	1.1g
脂質	0.6g
炭水化物	6.0g 【糖質：5.0g】 【食物繊維：1.0g】
食塩相当量	1.1g

バランス度
★★★

豚肉のビタミンB1と長ねぎのアリシンはスタミナアップに。アリシンは血行をよくしてカラダを温めてもくれます。トマト味のミネストローネは、リコピンによる抗酸化作用も期待できます。

カロリー度
★★★

合計は595kcal。肉をがっつり食べたいけれどカロリーが気になる男性におすすめのカロリー。

あっさり度（塩分）
★★★

合計は2.9gで適量。次の食事でも減塩を意識しましょう。

総合評価
★★★

豚肉、ねぎは疲労回復に相性がよいコンビ。さらに弁当のごはんは麦飯のため食物繊維やビタミン、ミネラルが豊富。穀物では玄米もビタミンB1が含まれます。おにぎりに代わる候補に。

FamilyMart

具だくさんの野菜ちゃんぽんは
カラダが喜ぶ疲労回復メニュー

魚介の旨味が効いた白湯スープ　　シャキッとした食感のキャベツが

1/2日分の 野菜ちゃんぽん 498円		**コールスロー サラダ** 200円

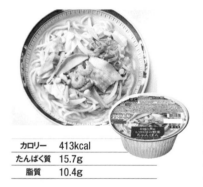

カロリー	413kcal
たんぱく質	15.7g
脂質	10.4g
炭水化物	64.1g
食塩相当量	5.7g

カロリー	144kcal
たんぱく質	2.7g
脂質	10.9g
炭水化物	9.8g 【糖質：7.6g】 【食物繊維：2.2g】
食塩相当量	1.4g

バランス度
★★★

ちゃんぽんの豊富な野菜量は合格点。疲労回復に役立つ豚肉(ビタミンB1)も入っています。サラダのキャベツはビタミンC、食物繊維が豊富です。

カロリー度
★★★

合計は575kcalとカロリー低めですが食べごたえがあります。お腹周りが気になるけれどしっかり食べたい人におすすめのカロリーです。

あっさり度(塩分)
★

合計は7.1ｇで多め。野菜から豊富なカリウムが摂れ、塩分排出に役立ちますが、ちゃんぽんのスープは多めに残すようにしましょう。

総合評価
★★★

冷凍食品のちゃんぽんは、野菜を摂りたい時のお助けメニュー。在宅ワークや休日のランチ、夜の食事が遅い時などにも役立つ一品です。冷凍庫にストックすると便利でしょう。

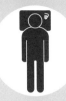

不眠が気になる人

不眠によって日中に眠くなり、仕事に大きく影響を及ぼすことも。眠気を吹き飛ばそうとコーヒーに頼る人もいますが、飲みすぎるとカフェイン依存を招き、かえってストレスが増大する可能性があります。人それぞれですが、**カフェインが体内からなくなるのは5〜8時間後**。コーヒーを飲むのは午後2時までにするなど、時間を決めるとよいでしょう。チョコレートはリラックス効果をもたらすカカオポリフェノールやテオブロミンが含まれますが、カフェインも含まれるため食べすぎに注意が必要。**食事ではビタミンCやカリウム、たんぱく質が快眠をもたらす栄養素**。ビタミンCは果物のほか葉野菜、ピーマンに、カリウムはバナナ、いも類、ブロッコリー、アボカドなどに含まれているのでおすすめです。

不眠症につながりやすい生活習慣チェック

※1つでも該当する人は生活習慣、食生活を見直しましょう。

- [ ] 夜遅くに満腹になるまで食べがち
- [ ] お酒をたくさん飲む
- [ ] コーヒーを1日3杯以上飲む
- [ ] チョコレートをよく食べる

快眠をもたらす、ほかの栄養素

オメガ3脂肪酸

ぐっすりと深い眠りが得られるという報告が。くるみ、鮭

マグネシウム

抗ストレス作用のあるミネラルのひとつ。魚、豆腐、大豆、葉野菜、ごま

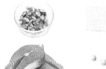

メラトニン生成が高まる食材にも注目！

熟睡をもたらすホルモン、メラトニンはトマト、バナナ、パイナップルなどで生成が高まるといわれています。良質な睡眠をとりたい人はぜひ取り入れて

夜遅めの食事は温かいもので リラックス効果を高める

ほくほくポテトにのび~るチーズ

小さなフリコ ちーず&ぽてと
321円

思い切り食べられる量も魅力

たんぱく質が摂れる だし香る豆乳茶碗蒸し
321円

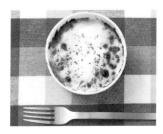

カロリー	244kcal
たんぱく質	11.1g
脂質	10.7g
炭水化物	27.2g [糖質:24.2g] [食物繊維:3.0g]
食塩相当量	1.8g

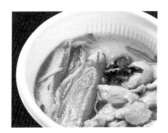

カロリー	132kcal
たんぱく質	15.1g
脂質	5.9g
炭水化物	5.4g [糖質:3.8g] [食物繊維:1.6g]
食塩相当量	2.1g

バランス度
★★

野菜は少なめですが、フリコのじゃがいもから食物繊維やビタミンCが摂れます。たんぱく質も豊富なので、快眠ホルモンを増やすことにつながり、夜の食事に向いています。

カロリー度
★★★

合計は376kcalと少なめなので、夜遅い食事にぴったりのカロリーです。メタボが気になる人にもおすすめの組み合わせです。

あっさり度(塩分)
★★★

フリコに入っているチーズ、大ぶりの茶碗蒸しのセットは、一見、塩分量が多いようですが合計は3.9gと適量。濃い味が好きな人も満足度が高いです。次の食事でも減塩を意識しましょう。

総合評価
★★★★

夜遅めの食事は胃腸負担を軽減するメニュー選びが重要です。温かいもの、脂肪が少なく消化に負担をかけないものをチョイスするよう心がけましょう。

不眠はメンタルヘルスに影響。ビタミンB6食材に注目

マグロからビタミンB6を!

海鮮巻2種

`450円`

えびなど定番具材がたっぷり

和風だし香る茶碗蒸し

`199円`

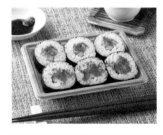

カロリー	315kcal
たんぱく質	11.7g
脂質	5.1g
炭水化物	56.5g 【糖質:54.7g】【食物繊維:1.8g】
食塩相当量	3.7g

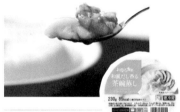

カロリー	85kcal
たんぱく質	8.3g
脂質	4.4g
炭水化物	3.2g 【糖質:2.8g】【食物繊維:0.5g】
食塩相当量	2.5g

バランス度
★★

野菜は少なめですが、茶碗蒸しからたけのこやしいたけが摂れます。海鮮巻きのまぐろはビタミンB6が豊富。神経伝達物質をスムーズにし、ホルモンバランスを整え、ストレス解消に役立ちます。

カロリー度
★★★

合計は400kcal。夜遅い食事にぴったりのカロリー。メタボが気になる人にもおすすめ。

あっさり度(塩分)
★

合計は6.2gと多めです。しょう油の量を減らし、塩分をオフしましょう。

総合評価

偏った食事が続くと不足しがちになるビタミンB6。青魚、バナナ、玄米など、多彩な食材に含まれているので意識して手に取りましょう。このほか、たんぱく質も不足しがちなので気をつけて。

鍋焼きうどんは様々な不調の改善に役立つメニュー

10品目と具だくさんで栄養たっぷり

鍋焼うどん
`450円`

なすの抗酸化作用を期待!

茄子のそぼろあんかけ
`238円`

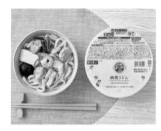

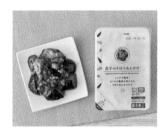

カロリー	392kcal
たんぱく質	18.8g
脂質	4.9g
炭水化物	69.9g【糖質:66.3g】【食物繊維:0.6g】
食塩相当量	5.7g

カロリー	176kcal
たんぱく質	3.5g
脂質	15.1g
炭水化物	7.3g【糖質:5.6g】【食物繊維:1.7g】
食塩相当量	0.8g

バランス度 ★★★
『鍋焼うどん』は野菜やたんぱく質が充実していますが、さらに副菜をプラスして栄養価をアップ。なすに含まれるアントシアニンには活性酸素を除去する抗酸化作用があります。

カロリー度 ★★★
合計は568kcal。食べ応えのあるうどん、少し辛味のあるそぼろあんかけの組み合わせは、食事としての満足度も高いです。メタボは気になるけれどしっかり食べたい人にぴったりのカロリー。

あっさり度（塩分）★
合計は6.5gで多め。うどんのスープをなるべく多く残すことで、大幅に減塩できます。

総合評価 ★★★
やさしい味わいの具だくさんの鍋焼きうどんは夜食向き。不眠のほか、胃腸、冷えが気になる人にもおすすめです。寒い季節には冷凍庫にいくつかストックしておくと便利。

カフェインの取りすぎが不調のもとに!

月経前症候群
PMSが気になる人

生理前のイライラ、お腹の痛み、だるさ、頭痛、体のむくみ……これらは女性を悩ます不調のひとつ「PMS(月経前症候群))といわれ、8割以上の女性がこれらの症状を経験していると言われています。筆者の調査によると、働く女性の約6割が生理痛やPMSがつらくても仕事は休めず、ほとんどの人が何をするにもおっくうなのにも関わらず、我慢しながら働いている実態が明らかに。食習慣では**主食、主菜、副菜を揃えた食事回数が多い人、糖分入り飲料やコーヒーの摂取頻度が少ない人は症状が低い傾向が見られました**。PMSの症状は人によって違い、症状の強さも様々。気になる女性は自分のPMSパターンを受け入れ、できる時は食習慣にも少し気をつけてみてはいかがでしょうか。

PMSにつながりやすい生活習慣チェック
※2つ以上該当する人は生活習慣、食生活を見直しましょう。

- [ ] 野菜、果物をあまり食べない
- [ ] 塩分の摂りすぎ
- [ ] ストレスを抱えている
- [ ] 甘いもの・飲み物をよくとる
- [ ] 早食い
- [ ] 魚を食べる機会が少ない

ビタミンB6の多い食品

PMSへの効果が期待できる栄養素は、ビタミンB6とたんぱく質。バランスよく食事をとることで不足は出ませんが、魚が苦手な人や朝食を抜く、食事量が少ない女性は不足がちに。

食品	1回量(g)	ビタミンB6(mg)
マグロ赤身	80	0.68
さんま	100(1尾)	0.51
さけ	80(1切れ)	0.51
バナナ	100(1本)	0.38
豚もも肉	80	0.34

女性におすすめの飲み物

カフェインが入ったコーヒーやカフェラテ、ミルクティーの摂りすぎには注意。低カロリーや糖質オフを謳った清涼飲料水でも、中にはカロリーが高く、糖質が含まれているものもあるのでチェックしましょう。

ノンカフェインの飲み物

麦茶、そば茶、ルイボスティー、ローズヒップティー、カモミールティー、黒豆茶など

症状改善に大豆イソフラボンを！
主食は雑穀米などをスタンダードに

3種類の豆と雑穀米を使用

3種豆の
チリコンカンドリア
460円

マスタードを加え、ほどよい酸味

カップデリカ
コールスローサラダ
200円

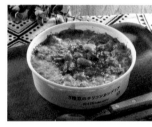

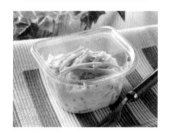

カロリー	450kcal
たんぱく質	13.8g
脂質	10.8g
炭水化物	77.1g 【糖質：71.7g】 【食物繊維：5.4g】
食塩相当量	4.3g

カロリー	134kcal
たんぱく質	3.5g
脂質	9.6g
炭水化物	9.4g 【糖質：7.6g】 【食物繊維：1.8g】
食塩相当量	1.12g

バランス度
★★★

3種の豆は良質のたんぱく質、ビタミン、ミネラルが豊富。大豆パワーでPMSの不調症状を撃退しましょう。コールスローはカリウム、ビタミンCが摂れます。カリウムはむくみ症状に役立ちます。

カロリー度
★★★

合計は584kcal。デスクワークの女性やメタボが気になる男性におすすめのカロリー。ドリアはスパイシーで五穀米も使用。食べごたえもありながら低カロリー。

あっさり度（塩分）
★

合計は5.42gでやや多め。サラダにキャベツ、きゅうり、コーンなどカリウムが含まれ塩分排出に役立ちますが、次の食事でも減塩を意識していきましょう。

総合評価
★★★

PMS症状は多い人は2週間ほど悩まされることも。食事で栄養不足を補うのが面倒な人は、ふだんの主食に雑穀米や玄米を用いると、ビタミンをはじめ、鉄やカルシウムなどが補えます。

FamilyMart

PMSは自分の不調症状に合わせた食事を意識

藻塩と塩こうじで 2段熟成させた脂のり	食べやすい スティックタイプ	しょうががほんのり香る 和風仕立て

ごちむすび 炙りとろさば 168円	×	サラダチキンスティック スモーク&ペッパー 148円	×	枝豆とひじきの 生姜風味鶏サラダ 200円

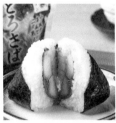
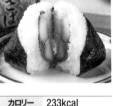
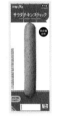
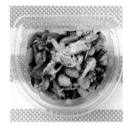

カロリー	233kcal
たんぱく質	6.1g
脂質	6.4g
炭水化物	38.8g [糖質:37.2g] [食物繊維:1.6g]
食塩相当量	1.6g

カロリー	111kcal
たんぱく質	11.0g
脂質	6.0g
炭水化物	3.3g [糖質:2.9g] [食物繊維:0.4g]
食塩相当量	1.2g

カロリー	83kcal
たんぱく質	6.7g
脂質	3.0g
炭水化物	9.4g [糖質:3.9g] [食物繊維:3.3g]
食塩相当量	1.4g

バランス度
★★★
さばに含まれるビタミンB6は、ホルモンバランスを整える働きがあります。さらに鉄などミネラルが豊富なサラダをプラスし、サラダチキンで不足気味のたんぱく質をアップしましょう。

カロリー度
★★★
合計は427kcal。PMS症状で不調の時や活動量が少なめな時におすすめのカロリー。夜遅くに食事を摂る時もおすすめ。

あっさり度(塩分)
★★
合計は4.2ｇでやや多め。サラダの枝豆、ひじきにカリウムが含まれ塩分排出に役立ちますが、次の食事でも減塩を意識していきましょう。

総合評価
★★★
PMS時はやる気が出ない、何をするにも億劫に感じる女性は多いですが、食事のバランスはなるべく崩さずに。ホルモンバランスに関わるビタミンB6、ほか鉄、カリウムを意識しましょう。

PMS時期は温かいメニューで冷えやむくみを解消

彩りの良い具材が食欲をそそる

**7種の具材を使った
野菜クリームグラタン**
496円

ショウガでカラダがぽかぽかに

**7種野菜ともち麦の
生姜スープ**
321円

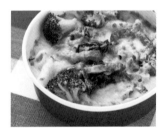

カロリー	316kcal
たんぱく質	15.3g
脂質	14.2g
炭水化物	33.9g 【糖質：29.8g】【食物繊維：4.1g】
食塩相当量	2.3g

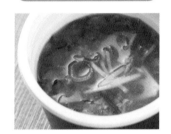

カロリー	135kcal
たんぱく質	9.3g
脂質	2.2g
炭水化物	23.3g 【糖質：15.7g】【食物繊維：7.6g】
食塩相当量	2.1g

バランス度
★★★

具沢山のグラタンにはほうれん草やブロッコリー、抗酸化ビタミンを含む食材がたっぷり。たんぱく質が不足気味のため鶏肉が入ったスープを追加。食物繊維もさらに充実します。

カロリー度
★★★

合計は451kcal。温かくて食べ応えはあるのに低カロリー。女性に限らず、高齢の人にもおすすめです。

あっさり度（塩分）
★★

合計は4.4ｇでやや多め。スープを残す選択もありますが、塩分排出効果を高めるカリウムや食物繊維が豊富に含まれるため、次の食事で塩分を調整してもOK。

総合評価
★★★

PMSの時期に、むくむ人も少なくありません。塩分に気をつけ、食物繊維やカリウムを積極的に摂りましょう。野菜・根菜だけではなく、もち麦にもこれらを豊富に含んでいるのでチェック。

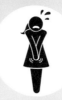

生理痛が気になる人

ほとんどの女性が感じる生理の痛み。その原因は生理中に「プロスタグランジン」というホルモンが多く分泌されることで、**子宮の収縮が過剰となり下腹部の痛み、頭痛、腰痛を起こす**ことにあります。また冷えによる血行不良やストレスによってホルモンバランスや自律神経が崩れるのも生理痛の原因に。89ページを参考に体を冷やさないようにしましょう。食事では、**肉や魚のタンパク質をしっかりとり、温かいメニューを意識**。生理前から生理中に食欲が旺盛になることが多いので、**野菜スープや寒天ゼリーなどを準備しておくと体重増加を予防**できます。また、むくみやすくなるので塩分のとりすぎに注意しましょう。もし生理のたびに寝込んでしまうなど日常生活に支障が出ている場合は受診を考えましょう。

生理痛を引き起こしやすい生活習慣チェック

※2つ以上該当する人は生活習慣、食生活を見直しましょう。

- [ ] 不規則な生活をしている
- [ ] 疲れやすい
- [ ] 肉や魚を取る機会が少ない
- [ ] 生理中は特に食べすぎてしまう
- [ ] 睡眠不足

イソフラボンを食生活に

豆腐や納豆、豆乳に含まれる「イソフラボン」は女性ホルモンのエストロゲン（肌や髪の調子を整える、血管や骨を丈夫にする）に似た働きを持つといわれています。生理痛がひどい時は大豆製品を多めに取り入れたり、豆乳を飲むようにしたりするなど工夫しましょう。

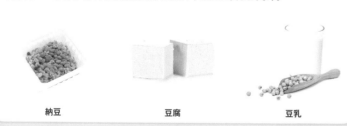

| 納豆 | 豆腐 | 豆乳 |

温かいメニューで生理中の冷えやむくみを解消

具沢山だからバランス良し!

味しみもっちり麺の味噌ほうとう
496円

たんぱく質と鉄分を摂取

レバニラ
321円

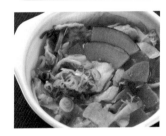

カロリー	308kcal
たんぱく質	16.6g
脂質	3.6g
炭水化物	56.7g 【糖質:47.9g】 【食物繊維:8.8g】
食塩相当量	4.4g

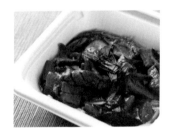

カロリー	215kcal
たんぱく質	26.7g
脂質	8.4g
炭水化物	9.5g 【糖質:6.9g】 【食物繊維:2.6g】
食塩相当量	1.8g

バランス度
★★★

ほうとうは、大根、こんにゃく……とにかく具沢山。野菜量は問題なし。少し足りないたんぱく質はレバニラのレバーから。鉄分を補えるうえ、吸収を高めるビタミンCはニラで摂れる。

カロリー度
★★★

合計は523kcal。ほうとうは具やめんのボリュームがあるのに低カロリー。レバニラを追加しても、生理痛に悩む女性におすすめのカロリーです。

あっさり度(塩分)
★

合計は6.2gで多め。野菜の旨味がたっぷりのスープですが、なるべく残したほうが正解です。

総合評価

生理時は鉄の損失量が高まるため、貧血症状が出やすい。女性は日頃から鉄分を意識した食事を心がけたい。鉄吸収を高めるビタミンCは野菜や果物で補える。併せてチェックを。

生理中は鉄分補給食材の〝あさり〟を積極的に摂取

白ワインで漬け込んだあさりがいっぱい

ボンゴレスパゲティ
430円

鉄含有量の多い野菜をプラス

バター香るほうれん草ベーコン
248円

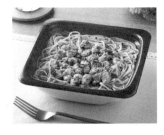

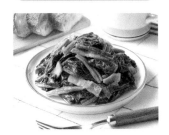

カロリー	433kcal
たんぱく質	19.7g
脂質	0.0g
炭水化物	69.6g 【糖質：65.0g】【食物繊維：0.0g】
食塩相当量	4.6g

カロリー	168kcal
たんぱく質	3.8g
脂質	16.1g
炭水化物	3.0g 【糖質：0.9g】【食物繊維：2.1g】
食塩相当量	0.8g

バランス度
★★★

あさりは鉄、亜鉛、マグネシウムなどのミネラルのほか、たんぱく質を多く含む。ビタミンCを豊富に含む、ほうれん草をプラスし、鉄吸収を高めましょう。果物からのビタミンC補給でもOK！

カロリー度
★★★

合計は601kcal。デスクワークの女性やメタボが気になる男性におすすめのカロリー。

あっさり度（塩分）
★★

合計は4.4ｇでやや多め。ほかの食事で塩分カットを心がけましょう。

総合評価
★★★

あさりを使ったコンビニごはんはパスタとスープ、あさりご飯などがある。鉄だけではなく集中力低下やイライラ予防に役立つビタミンB12も含まれているので、気になる人はチェックしましょう。

食事のバランスは多品目で。
ビタミン、ミネラルが豊富な食事を意識

どうせなら 野菜たっぷり系!		ほんのりとした 梅の香り		健康・ダイエット志向の人に ぴったり
1/2日分の野菜が 摂れるビーフン 430円	✕	**サラダチキン 梅しそ** 210円	✕	**豆腐とひじきの 7品目サラダ** 228円

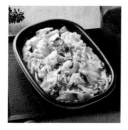
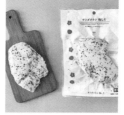
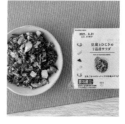

カロリー	273kcal
たんぱく質	6.6g
脂質	8.2g
炭水化物	45.3g 【糖質：41.1g】 【食物繊維：4.2g】
食塩相当量	3.03g

カロリー	82kcal
たんぱく質	15.8g
脂質	1.8g
炭水化物	0.6g 【糖質：0.4g】 【食物繊維：0.2g】
食塩相当量	1.1g

カロリー	116kcal
たんぱく質	4.0g
脂質	7.5g
炭水化物	10.2g 【糖質：6.5g】 【食物繊維：3.7g】
食塩相当量	1.4g

バランス度
★★★

コンパクトな食事ですが、見た目以上に多品目。ビーフンには8種の具材、サラダには豆腐や大豆のほか、もち麦も含まれています。不足気味のたんぱく質はサラダチキンでカバーします。

カロリー度
★★★

合計は471kcal。食事を軽めに済ませたい時や体調不良で食欲がない時には適量。夜遅い食事をとるメタボが気になる男性にもおすすめです。

あっさり度（塩分）
★

合計は5.53ｇと多め。塩分排出に役立つカリウムや食物繊維は、具材のひじき・もち麦・れんこん・にんじん・枝豆・大豆が入っていますが、次の食事でも減塩を意識しましょう。

総合評価
★★★★

月経中は一時的に貧血症状に陥り、カラダへのダメージが大きい人も。体調不良時は少量でも栄養価が高いものを意識して。多品目のサラダなどを利用し栄養バランスを崩さないように。

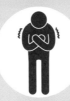

冷えが気になる人

冷え性は**手足の先に行く細い血管の血行が悪くなり、手足や体の表面の温度が下がって冷たく感じる状態**です。特に女性は男性に比べて筋肉量が少ないため手足の血流低下や血行障害を起こしやすいと考えられます。冷え性自体は病気ではありませんが、**慢性的に続くと、しもやけ、腰痛、肩こり、肌荒れの要因になることも**。また**極端なダイエットによる栄養不足も冷えにつながります**。また女性に限らず生活リズムが不規則な人や偏った食生活を送っていると冷え症になることも。チェックしたい栄養素は、たんぱく質とビタミンE。**たんぱく質は熱を生み出す筋肉を作り、ビタミンEは鮭やぶり、かぼちゃ、ブロッコリーなどに含まれ、血行をよくする**効果を期待できます。多く含まれる食品をチェックしましょう。

冷え性につながりやすい生活習慣チェック

※2つ以上該当する人は生活習慣、食生活を見直しましょう。

- [ ] 指先や足先が冷たい
- [ ] お腹が冷える
- [ ] 朝食を食べない
- [ ] 肉や魚をあまり食べない
- [ ] 冷たいものをよく摂る
- [ ] 運動不足
- [ ] デスクワーク

冷え性を改善する食生活のポイント

❷朝食のたんぱく質不足に注意

肉・魚・大豆製品・乳製品などの豊富なたんぱく質をしっかり摂って、体温を上げましょう。特に朝食をしっかり食べない人やパンだけ、おにぎりだけという人はたんぱく質が不足するので、チーズトーストにしたり、ホットミルクを追加したりするのも手です。

❶辛み成分を取り入れよう

とうがらしに豊富なカプサイシンはエネルギーを熱に代える働きがあります。またエネルギー生成を促すビタミンB1（豚肉などに含まれます）を摂るのも効果的です。

カプサイシン

麻婆豆腐

ビタミンB1

生姜焼き

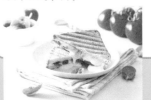

冷えや疲労回復に役立つ 梅メニューを取り入れよう!

つるみのある素麺を梅の風味で!

梅と蒸し鶏の あったかそうめん
398円

豆やひじき、押麦で彩りもよし

豆とひじきの 和風サラダ
128円

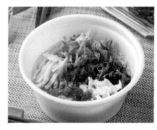

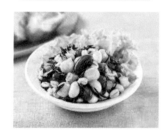

カロリー	207kcal
たんぱく質	12.6g
脂質	3.5g
炭水化物	32.5g [糖質:30.4g] [食物繊維:2.1g]
食塩相当量	3.4g

カロリー	65kcal
たんぱく質	4.2g
脂質	1.4g
炭水化物	11.0g [糖質:6.7g] [食物繊維:4.3g]
食塩相当量	1.4g

バランス度 ★★★	梅干しには血流促進作用があり、疲労回復にも役立つ。体温上昇にはたんぱく質源となる蒸し鶏と4種の豆から摂取。さらにたんぱく質量をアップするには、チーズや卵をプラスするのも手です。
カロリー度 ★★★	合計は272kcal。低カロリーのため、体調不良の時や小腹がすいた時や夜遅い食事におすすめのカロリー。
あっさり度(塩分) ★★	合計は4.8gでやや多め。そうめんのスープは梅の風味でさっぱりした感じですが、多めに残すようにしましょう。
総合評価 ★★★	たんぱく質はカラダをつくる、最も重要な栄養素。筋肉や内臓づくりに欠かせず、エネルギー源に。不足すると体力や免疫力が低下するため、毎食欠かさずたんぱく質をチェックしましょう。

カラダをぽかぽか温めたい時は四川風麻婆丼が◎

数種類の香辛料を配合

四川風麻婆丼
430円

鰹と昆布の特製だしで煮込まれた

ごぼうこんにゃく
130円

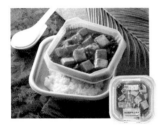

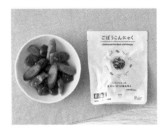

カロリー	585kcal
たんぱく質	16.7g
脂質	26.9g
炭水化物	71.6g 【糖質：67.2g】【食物繊維：4.4g】
食塩相当量	3.31g

カロリー	29kcal
たんぱく質	1.1g
脂質	0.2g
炭水化物	6.7g 【糖質：4.7g】【食物繊維：2.0g】
食塩相当量	0.8g

バランス度
★★★

冷えには温かいものを。麻婆丼に含まれるとうがらし、にんにく、しょうがは温熱性のある食材。野菜不足を補うために生野菜のサラダではなく、こんにゃく、ごぼうの煮物をプラスしましょう。

カロリー度
★★★

合計は614kcal。デスクワークの女性や、夜遅い時間に食事を摂るメタボが気になる男性にもおすすめ。

あっさり度（塩分）
★★

合計は4.11ｇ。やや多めです。塩分排出に役立つカリウムや食物繊維は、こんにゃくやごぼうで摂れますが、次の食事でも減塩を意識しましょう。

総合評価

冷えの原因はカラダを温める力の不足。食事量を控えずにしっかりと食べましょう。冷たいものや生ものを控えめにして、温熱性のある食材、たまねぎ、にんにくを摂るようにしましょう

豚キムチを定番化して
冷えの悩みを解消

鮭でたんぱく質をゲット

手巻おにぎり
熟成直火焼き 紅しゃけ
151円

発酵食品のキムチを手軽に

香ばし鉄鍋炒めの
旨辛豚キムチ
453円

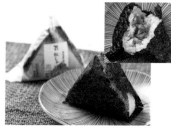

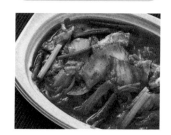

カロリー	174kcal
たんぱく質	4.7g
脂質	1.8g
炭水化物	35.9g 【糖質：34.0g】【食物繊維：1.9g】
食塩相当量	0.9g

カロリー	279kcal
たんぱく質	12.2g
脂質	17.9g
炭水化物	20.0g 【糖質：14.5g】【食物繊維：5.5g】
食塩相当量	3.2g

バランス度
★★★
おにぎりの具材の中でも鮭はたんぱく質が多め。具材によってたんぱく質量が違うのでチェックしたい。豚キムチの玉ねぎやニンニクの芽は豚肉に含まれるビタミンB1の吸収を促進します。

カロリー度
★★★
合計は453kcalと低め。メタボが気になる男性や高齢の人におすすめのカロリー。

あっさり度(塩分)
★★
合計は4.1gとやや多め。次の食事で減塩を心がけましょう。

総合評価
豚キムチはカラダを温める一品。キムチは乳酸菌も含み腸活にもおすすめ。もやし、白菜もたっぷり入っているので、冷えが気になる人はチェックしましょう。

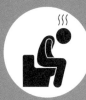

食物繊維&乳酸菌の摂取ですっきり!

便秘が気になる人

最近お通じが悪くなった、お腹が張ってつらい、腹痛を感じるということはありませんか。さらに便を排泄できないだけではなく、吐き気、頭痛など様々な不調を伴う人もいます。その原因に**食物繊維不足、水分不足、運動不足、ストレスなどが挙げられます**が、筆者が栄養相談をしている中で感じるのは、食事回数の少なさや食事の偏りも該当するように思います。おすすめは食物繊維の中でも、**根菜や玄米などの穀類、豆類に含まれている「不溶性食物繊維」と便をやわらかくする「水溶性食物繊維」を摂ること**。精神的なストレスを抱えていると自律神経が乱れ、腸のぜんどう運動(便を送り出す力)が弱まり、便秘を引き起こしますのでストレスを溜めこまないようにしましょう。

便秘になりやすい生活習慣チェック
※2つ以上該当する人は生活習慣、食生活を見直しましょう。

☐ 朝食を食べない		☐ 食事量が少なめ
☐ めん類をよく食べる		☐ 水分が少ない
☐ ヨーグルトや発酵食品(納豆、味噌、キムチなど)をあまり食べない		

食生活に取り入れたい"乳酸菌"の疑問

Q1 便秘ではありませんが、乳酸菌を摂ったほうがいいの?
免疫力向上やがん予防なども期待できるのでおすすめです。腸内の悪玉菌を減らして善玉菌を増やします。加齢、ストレスなどによって善玉菌が減りやすいので積極的に乳酸菌を摂りましょう。

Q2 どんな乳酸菌でも健康効果はあまり変わらない?
菌によって作用に特性があります。かぜ、アレルギー、尿酸値の上昇、血中コレステロール値の上昇などの抑制効果が確認されていますので、正確な情報を確かめるとよいでしょう。

Q3 乳酸菌はどんなものから摂るのがよい?
ぬか漬けやキムチ、味噌などにも含まれますが、塩分が気になります。継続して摂取しやすいメリットから**ヨーグルトや乳酸菌飲料を選ぶとよいでしょう。**効果が異なる乳酸菌を一緒に摂ることで様々な病原体のリスク分散が期待されますので、色々な乳酸菌を意識しましょう!

彩り弁当は主食・主菜・副菜が完璧に揃う。迷ったら赤、黄、緑を意識して

花型にんじんを添えて彩りよし！

IROCORO 鮭の西京焼 わっぱ風弁当
530円

風味豊かな醤油ベース

ごま油香る！ チョレギサラダ
298円

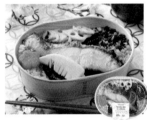

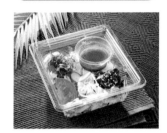

カロリー	454kcal
たんぱく質	15.9g
脂質	10.2g
炭水化物	76.3g 【糖質：73.3g】【食物繊維：3.0g】
食塩相当量	2.04g

カロリー	106kcal
たんぱく質	1.7g
脂質	9.0g
炭水化物	5.5g 【糖質：3.4g】【食物繊維：2.1g】
食塩相当量	1.01g

バランス度
★★★

赤、黄色、緑の色彩が豊かな彩り弁当。栄養もそのまま反映し、ビタミンACEが充実します。さらにチョレギサラダで食物繊維を追加で摂取。便秘予防・改善に効果的です。

カロリー度
★★★

合計は560kcal。食べごたえがあるのに低カロリー。デスクワークの女性やメタボが気になる男性におすすめのカロリーです。

あっさり度（塩分）
★★★

合計は3.05ｇで合格点！ さらに塩分をオフしたい人は、サラダのドレッシングを半分残すことで、1食当たりの塩分量は理想的な2.0ｇ台に近づきます！ ぜひトライしましょう。

総合評価
★★★

和風弁当のよいところは、煮物などで食物繊維が豊富なれんこんやたけのこなどが摂れ、脂質が少なめなこと。一品でも主食・主菜・副菜のバランスが充実します。

腸内環境を改善する
きのこをプラスする

しめじ、まいたけ、エリンギ、えのき入り!

4種きのことベーコンの和風パスタ
464円

1食で1/3日分のたんぱく質24gが摂れる

たんぱく質が摂れる鶏むね肉のサラダ
429円

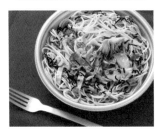

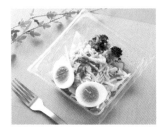

カロリー	459kcal
たんぱく質	20.8g
脂質	11.3g
炭水化物	72.5g 【糖質:64.5g】 【食物繊維:8.0g】
食塩相当量	4.6g

カロリー	183kcal
たんぱく質	24.4g
脂質	8.1g
炭水化物	4.2g 【糖質:2.0g】 【食物繊維:2.2g】
食塩相当量	2.5g

バランス度
★★★

パスタのきのこやサラダの野菜を合わせると1日に必要な食物繊維量の1/2が摂れる組み合わせです。たんぱく質も豊富なコンビなので、免疫力にも貢献。

カロリー度
★★★

合計は642kcal。カロリーを抑えつつ、たんぱく質をしっかり摂りたい女性やメタボが気になる男性におすすめのカロリーです。

あっさり度(塩分)
★

合計は7.1gで多め。ドレッシングは控え、パスタの汁は多めに残したりしましょう。

総合評価
★★☆

パスタを選ぶ際は、具沢山であるかを意識。きのこはパスタやスープによく使われているのでチェックしておくと便利。さらに腸内細菌バランスを整えるために乳酸菌摂取も習慣化しましょう。

腸をキレイにしてくれる
〝全粒粉〟を使った商品を選ぶ

低カロリー&低糖質サンドイッチ

全粒粉サンド
生ハムとベーコンと野菜
348円

シールド乳酸菌入りスープ

根菜入りつくねの
和風スープ
398円

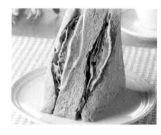

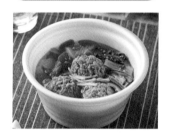

カロリー	253kcal
たんぱく質	13.1g
脂質	13.3g
炭水化物	21.4g【糖質：19.1g】【食物繊維：2.3g】
食塩相当量	2.5g

カロリー	213kcal
たんぱく質	12.3g
脂質	8.0g
炭水化物	24.7g【糖質：21.0g】【食物繊維：3.7g】
食塩相当量	3.1g

バランス度
★★★
全粒粉は薄力粉や強力粉に比べて低糖質、低カロリー。食物繊維、ビタミン、ミネラルを多く含む豊富。スープのつくねは、にんじん、ごぼう、れんこん入り。食べ応えも抜群。

カロリー度
★★★
合計は466kcal。低カロリーながら、食物繊維が豊富で食べ応えがしっかり。女性や高齢の人におすすめのカロリー。

あっさり度（塩分）
★
合計は5.6ｇで多め。気になる人はスープの汁を多めに残すか、次の食事で調整しよう。

総合評価
★★★
あらゆるビタミン、ミネラル、食物繊維が入る全粒粉のサンドやパンは見つけたら即買いしたい魅力的な商品。スープも具沢山で根菜が多めのもの選ぶと食物繊維が自然に確保できます。

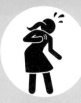

ビタミン&たんぱく質を積極的に摂取！

肌荒れが気になる人

肌トラブルの原因は様々ですが、**生活習慣では睡眠不足や喫煙、栄養バランスの偏りが**挙げられます。**糖分や脂質、カフェインなどの摂りすぎもその原因なので注意**しましょう。肌の調子を整えるために役立つ栄養素は、たんぱく質、ビタミンA、ビタミンB群、ビタミンC、ビタミンE、食物繊維など。**特に肌のコラーゲン合成を促し、たんぱく質との合成を助けるビタミンCは意識したいところ。**抗酸化作用もあり、紫外線などから肌を守る効果が期待できます。またビタミンB2は「肌のビタミン」ともいわれ、皮膚や粘膜を守るのに役立ちます。ホルモンバランスが乱れる生理前や生理中は、特に肌荒れしやすいのでビタミン不足には注意しましょう。

肌荒れになりやすい生活習慣チェック
※２つ以上該当する人は生活習慣、食生活を見直しましょう。

肉や魚を食べない	野菜や果物が少ない	タバコを吸う
睡眠不足	ストレスが多い	便秘気味
油っこいものをよく食べる	洋菓子やスナックをよく食べる	

ニキビや吹き出物には食物繊維を

便秘はニキビなどの原因になりやすいため、便秘解消につながる食物繊維を豊富に摂りましょう。洋菓子やスナック菓子は皮脂分泌がさかんになって毛穴がつまり、ニキビ菌が繁殖しやすい状態を招くので食べ過ぎにはご注意を。

食物繊維が多い代表的な食品

| 玄米 | 納豆 | さつまいも | 海藻サラダ |

牛肉は女性の強い味方!
積極的に取り入れるのが正解

甘辛い牛カルビとナムルが

牛カルビ焼肉キンパ 5巻(L)
【 354円 】

甘味を引き立てるクランベリー酢入り

素朴な味わい かぼちゃサラダ
【 127円 】

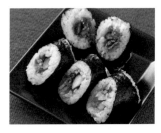

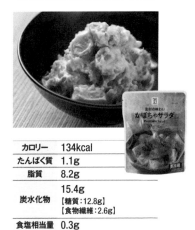

カロリー	419kcal
たんぱく質	8.4g
脂質	10.0g
炭水化物	76.0g 【糖質:71.8g】【食物繊維:4.2g】
食塩相当量	3.9g

カロリー	134kcal
たんぱく質	1.1g
脂質	8.2g
炭水化物	15.4g 【糖質:12.8g】【食物繊維:2.6g】
食塩相当量	0.3g

バランス度
★★★
牛肉はたんぱく質、鉄、亜鉛など、女性に不足しやすい栄養素を幅広く含んでいます。サラダのかぼちゃは、β-カロテン、ビタミンEが豊富なので、皮膚の粘膜が丈夫に。

カロリー度
★★★
合計は553kcal。デスクワークの女性や高齢の人におすすめのカロリーです。

あっさり度(塩分)
★★
合計は4.2gでやや多め。次の食事で塩分カットを意識しましょう。

総合評価
★☆☆☆
牛肉は脂肪が気になりますが、不足しやすい栄養素を補えるメリットもあるので、むしろ積極的に取り入れましょう。副菜には抗酸化ビタミンが充実した緑黄食野菜をチョイス。

納豆やさばの和食材は
肌の調子を整えるビタミンが豊富

手軽に摂れるたんぱく質

**手巻寿司
納豆**

140円

さっぱりした甘酢か

**国産さば使用
さば竜田の甘酢あんかけ**

298円

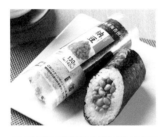

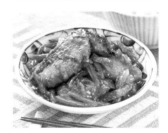

カロリー	173kcal
たんぱく質	5.4g
脂質	2.4g
炭水化物	33.4g 【糖質：31.2g】 【食物繊維：2.2g】
食塩相当量	1.2g

カロリー	212kcal
たんぱく質	9.0g
脂質	9.9g
炭水化物	22.5g 【糖質：21.0g】 【食物繊維：1.5g】
食塩相当量	2.2g

バランス度
★★★

納豆巻きからビタミンEが摂れ、さばはホルモンバランスを整えるビタミンB6が豊富。生理前後の肌の不調改善にも役立ちそう。あんかけには緑黄色野菜がたっぷりです。

カロリー度
★★★

合計は385kcal。夜遅くに食事を摂る人やデスクワークなど活動量が少ない人、高齢の人におすすめのカロリーです。

あっさり度（塩分）
★★★

合計は3.4ｇで適量。さばのあんかけは低塩分でやさしい味。引き続き、次の食事でも減塩を意識しましょう。

総合評価
★★★

女性はホルモンバランスにより肌の調子が日々変化します。食事のバランスが乱れると吹き出物やにきびの要因に。良質なたんぱく質、緑黄色野菜を食べて肌トラブルを予防しましょう。

ビタミンACEは美肌の味方。カラフル食材を意識して

1食完結型の主食サラダ

鶏肉の旨味を引き立てるバジルの香り

| 1食分の野菜 トマトとベーコンのパスタサラダ | 420円 |

| サラダチキンスティックバジル | 138円 |

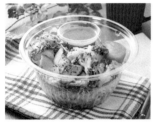

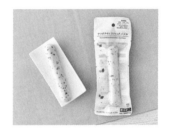

カロリー	229kcal
たんぱく質	10.5g
脂質	8.6g
炭水化物	29.9g [糖質：25.0g] [食物繊維：4.9g]
食塩相当量	2.37g

カロリー	65kcal
たんぱく質	12.7g
脂質	1.3g
炭水化物	0.9g [糖質：0.4g] [食物繊維：0.5g]
食塩相当量	0.9g

バランス度
★★★

栄養バランスが整った一品。1食分の野菜はトマト、ブロッコリー、かぼちゃと緑黄色野菜の王道が勢揃い。美肌に欠かせないビタミンACEが充実。サラダチキンのたんぱく質アップで◎。

カロリー度
★★★

合計は294kcal。カロリーはかなり低めですが、バランスは良好。ダイエット中、もしくは夜遅くに食事を摂る人、デスクワークなど活動量が少ない人におすすめのカロリーです。

あっさり度（塩分）
★★★

合計は3.27ｇで適量。さらに塩分オフを目指したい人はパスタサラダのドレッシングを少し残すとよいでしょう。

総合評価
★★★

肌の乾燥トラブルにはビタミンACEとたんぱく質が役立ちます。ポイントは緑黄色野菜に注目し積極的に取り入れること。そしてパンだけ、おにぎりだけの炭水化物に偏らないことです。

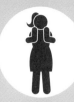

むくみが気になる人

朝起きると顔が腫れぼったい、足がだるい、夕方になると足がパンパン。こんな人はカラダがむくんでいる場合が考えられます。むくみの原因は、長時間座りっぱなし、立ちっぱなし、塩分の過剰摂取や冷えなどが主な原因。**栄養素で効果が期待できるのは、カリウムと食物繊維。**摂りすぎた塩分を体外に排出する効果があり、両方とも野菜、果物、海藻、いも類などに多く含まれます。また女性や高齢者にみられる筋肉量の不足は、冷えを感じやすくむくみの原因に。**食事に注意するだけでなく、運動不足の解消にも努めましょう。**またお酒を飲む人は水分不足にご注意を。アルコールを分解するために大量の水分が必要となり、むくみが進みます。**酒席では、水分補給、塩分が多いおつまみに注意**しましょう。

むくみを起こしやすい生活習慣チェック
※1つでも該当する人は生活習慣、食生活を見直しましょう。

- [ ] 座りっぱなし
- [ ] 立ちっぱなし
- [ ] 塩分の摂りすぎ
- [ ] お酒の飲みすぎ
- [ ] カリウムの不足
- [ ] 水分不足

こんな食習慣は要注意!

カリウム不足の他に塩分の摂りすぎもむくみに原因に挙げられます。ラーメンやそばなどのスープは残す、醤油やソース、ドレッシングをかけすぎないなど、注意しましょう。

水分摂取の適正量

水分の摂りすぎがむくみを招くとも言われますが、適切な量であれば問題ありません。目安は男性2ℓ以上、女性は1.5ℓ。一度にたくさん飲むのではなく、こまめに摂取しましょう。また我慢せず、こまめにトイレに行くことも大切。

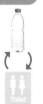

カリウムを摂れる食品

代謝やホルモンバランスに関与する
ビタミンB群に注目

牛乳やフレッシュクリームを使用

生パスタ
鮭のクリームソース
450円

大根をメインとした8品目入り

洗わずそのまま食べられる
彩り野菜ミックス
138円

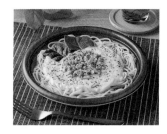

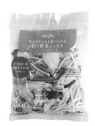

カロリー	534kcal
たんぱく質	23.8g
脂質	16.6g
炭水化物	74.0g 【糖質：70.8g】【食物繊維：3.2g】
食塩相当量	2.7g

カロリー	19kcal
たんぱく質	10.6g
脂質	0.1g
炭水化物	4.3g 【糖質：2.7g】【食物繊維：1.6g】
食塩相当量	0.03g

バランス度
★★★
むくみにはカリウム以外にビタミンB群の摂取がポイント。鮭には脂質代謝を活発にし、血行をよくするB2やPMSなど女性ホルモンのバランスが乱れる時のむくみ対策に有効なB6が豊富です。

カロリー度
★★★
合計は553kcalとカロリー抑えめ。デスクワークの女性や夜遅くに食事を摂る人におすすめのカロリーです。

あっさり度（塩分）
★★★
野菜ミックスにドレッシングをプラスしていないため、合計は2.73gで低塩分。追加するドレッシングは少量にするか減塩ドレッシングを使ってみるのもよいでしょう。

総合評価
むくみを感じると水分を控えがちですが、実は逆効果。水分不足を感じたカラダは、水分をよりため込むように。ほかに、運動不足、筋力低下も関係します。生活習慣に注意しましょう！

たんぱく質が不足している状態は
むくみの原因に

生地に全粒粉を使用

1/2日分野菜が摂れる
キャベツ包み焼
420円

シャキッとしたコーン入り

シーチキン&
コーンサラダ
198円

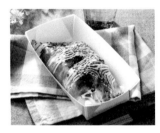

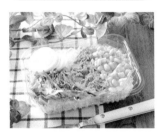

カロリー	255kcal
たんぱく質	8.6g
脂質	8.9g
炭水化物	37.8g 【糖質：32.6g】 【食物繊維：5.2g】
食塩相当量	1.60g

カロリー	89kcal
たんぱく質	7.8g
脂質	0.3g
炭水化物	12.4g 【糖質：11.3g】 【食物繊維：1.1g】
食塩相当量	0.42g

バランス度
★★★
包み焼きは野菜がたっぷりですが、全粒粉を使用し食物繊維も豊富で、たんぱく質もしっかり摂れます。さらにサラダの追加でたんぱく質と野菜量をアップ。むくみ解消に役立ちます。

カロリー度
★★★
たっぷりで食べごたえがあるものの低カロリーで、合計は344kcal。夜の食事が遅めの人にもおすすめのカロリー。

あっさり度（塩分）
★★★
合計は2.02gで低塩分。ドレッシングは含まれていないため、追加するなら控えめにしましょう。

総合評価
女性のむくみはたんぱく質不足も一因。座りっぱなしや生理前もむくみやすいので注意したいもの。減塩やカリウムをたくさん摂ることも大切ですが、たんぱく質の不足にも気をつけて。

カリウムでむくみを解消。果物を上手にプラスして

グリルチキンに玉葱ソースをオン

ハニーマスタードの チキンパスタサラダ
`321円`

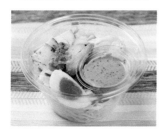

カロリー	377kcal
たんぱく質	19.3g
脂質	14.3g
炭水化物	45.3g 【糖質：40.1g】【食物繊維：5.2g】
食塩相当量	3.6g

×

時期により産地と品種が変わる!

お手軽カットフルーツ 皮むきりんご
`162円`

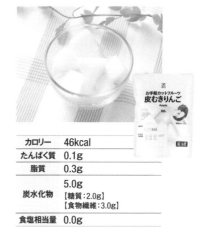

カロリー	46kcal
たんぱく質	0.1g
脂質	0.3g
炭水化物	5.0g 【糖質：2.0g】【食物繊維：3.0g】
食塩相当量	0.0g

バランス度 ★★★　パスタサラダはたんぱく質、野菜量、バランスよく含んでいます。むくみ解消にはカリウム摂取がおすすめで、りんごを追加するとアップ。りんごポリフェノールや食物繊維も摂れます。

カロリー度 ★★★　合計は423kcal。体重が気になる人、活動量が低い人におすすめのカロリー。

あっさり度（塩分） ★★★　合計は3.6ｇで適量。さらに塩分オフにはドレッシングを多めに残すことがポイントです。まずは半分残してみよう。

総合評価 ★★★★　パスタサラダはカロリーも栄養バランスも優秀な一品。ドレッシングの使用でむくみが助長されるので、塩分オフを意識しましょう。果物はりんごのほか、バナナやパイナップルでもOK！

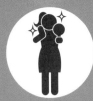

結局はバランス重視の食事！

エイジングケアが気になる人

ここまで各ページで、**筋力低下、肌のトラブル、疲労回復**などが気になる人向けの「コンビニごはんの組み合わせ」を提案してきました。これらはすべて年齢を重ねるにつれて共通の悩みとして浮上し、**エイジングケアの重要な位置づけ**になってくることでしょう。よく、この食品は○○によい、○○に効くと単品の食品に注目が集まりますが、実はそれだけで健康になれたり、エイジングケアができたりする魔法の食べ物は存在しません。**栄養素はチームで働くので、単独での効果は期待できません。サプリメントも一緒で、バランスがとれた食事を摂ってこそ、その効果も表れやすくなります**。ありきたりですが、基本は「バランスのよい食事」。コンビニでも選び方次第で健康的になれます。

老化を加速させる生活習慣チェック
※1つでも該当する人は生活習慣、食生活を見直しましょう。

- 糖分の摂りすぎ
- 野菜や果物が少ない
- 塩分の摂りすぎ
- タバコを吸う
- 睡眠不足
- ストレスが多い
- お酒の量が多い

老化の主な原因

カラダがサビる!?	酸化作用……体を酸化させる活性酸素の増加
カラダが乾く!?	女性ホルモンの減少……エストロゲンの減少により、肌のハリ、潤いの低下に
カラダがコゲつく!?	糖化作用……肌のシワやくすみ、シミなどの原因に

エイジングケアに効く抗酸化物質5

アスタキサンチン	鮭、エビ	イソフラボン	大豆、豆乳
リコピン	トマト、トマトソース	カテキン	緑茶
ポリフェノール	ごぼう、赤ワイン		

エイジングケアは多品目を意識!
具がたっぷりのパスタでカバー

ゴロゴロ具材にとろっとした卵をオン

コーンの歯ごたえで食欲をそそる

Googeous !野菜! ベーコン!~バター醤油~
530円

シャキッと! コーンサラダ
150円

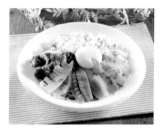

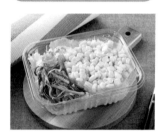

カロリー	413kcal
たんぱく質	21.0g
脂質	11.5g
炭水化物	58.7g 【糖質:53.8g】 【食物繊維:4.9g】
食塩相当量	2.894g

カロリー	50kcal
たんぱく質	1.8g
脂質	1.4g
炭水化物	9.0g 【糖質:6.2g】 【食物繊維:2.8g】
食塩相当量	0.3g

バランス度
★★★

具たっぷりのパスタにはキャベツ、ブロッコリー、たけのこ盛りだくさん。ビタミン、ミネラルが充足。一品でも良品ですが、サラダで野菜量をアップ。カリウムや食物繊維が充実します。

カロリー度
★★★

食べごたえがあるのに低カロリーで、合計は463kcal。メタボが気になる人や夜遅い食事を摂る人におすすめのカロリーです。

あっさり度(塩分)
★★★

合計は3.19gで適量。サラダのドレッシングを追加すると塩分量がアップするので、自宅にオリーブオイルやビネガーなどがある人はドレッシング代わりに利用するとよいでしょう。

総合評価
★★★

外国のことわざにある「You are what you eat」は、「あなたの身体は食べ物で作られる」ということを示しています。日々の食事に気をつけることがエイジングケアの近道です。

サーモンなどの抗酸化成分で エイジングケア

ソースにアーモンドとチーズの旨味

バジルソースのスモーク サーモンパスタサラダ
354円

サラダチキンからたんぱく質を!

ブロッコリーと サラダチキン
345円

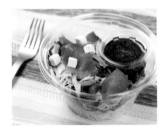

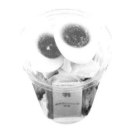

カロリー	405kcal
たんぱく質	11.9g
脂質	20.4g
炭水化物	46.1g 【糖質：40.9g】 【食物繊維：5.2g】
食塩相当量	3.3g

カロリー	131kcal
たんぱく質	14.4g
脂質	6.8g
炭水化物	4.5g 【糖質：1.6g】 【食物繊維：2.9g】
食塩相当量	1.2g

バランス度
★★★

野菜が充実した組み合わせで、パスタサラダのクリームチーズからは、たんぱく質が摂れる。サラダのブロッコリーは、ビタミンACEが豊富。あっさり系ながら食べ応えも◎。

カロリー度
★★★

合計は536kcal。デスクワークの女性のランチとしてはおすすめのカロリー。もちろんメタボが気になる人にも。

あっさり度（塩分）
★★

合計は4.5gやや多め。バジルソースを少し残すか、次の食事で塩分を調整しましょう。

総合評価
★★★

サーモンの抗酸化成分、アスタキサンチンは老化予防、免疫力アップに貢献。バジルも β-カロテン、ビタミンEから抗酸化作用が期待できるので、エイジングケアにぴったりのメニューです。

FamilyMart

噛み応えのある食材も
エイジングケアに貢献

トラウト、ハラス、焼ハラスの三種盛り

食事に噛みごたえをプラス

サーモンづくし	×	ごぼうサラダ
398円		128円

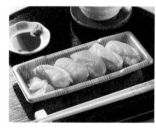

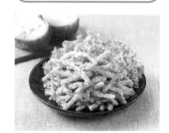

カロリー	249kcal
たんぱく質	8.3g
脂質	10.2g
炭水化物	31.4g 【糖質：30.6g】 【食物繊維：0.8g】
食塩相当量	2.0g

カロリー	138kcal
たんぱく質	1.8g
脂質	12.0g
炭水化物	6.8g 【糖質：4.5g】 【食物繊維：2.3g】
食塩相当量	1.2g

バランス度
★★

噛み応えのあるごぼうから食物繊維が摂れますが、野菜は圧倒的に不足。たんぱく質ももう少し摂りたいメニュー。牛乳やヨーグルトをプラスすれば、不足しがちなカルシウムを補えます。

カロリー度
★★★

合計は387kcal。低カロリーなので高齢の人や活動量が低い人におすすめです。遅い夜食にも最適なカロリー。

あっさり度（塩分）
★★★

合計は3.3ｇ適量。お寿司に減塩醤油が付いているのはありがたいのですが、それでも控えめにしましょう。

総合評価
★★★

エイジングケアには食事をよく噛むことも大切です。噛み応えのある食材（ごぼうやれんこんなどの根菜類）を積極的に取り入れてみましょう。ごぼうやれんこんは、ポリフェノールも含みます。

炭水化物に偏った食事は絶対にNG!

筋肉の低下が気になる人

座ったままの仕事、運転業務、立ち仕事の方は、足の筋力が低下しがち。足腰が弱いと体重増加にもつながります。筋肉は30代頃から低下しやすく、80代になると筋肉量が半減するという報告もあります。**筋肉量が減少し、筋力低下、身体機能低下をきたした状態をサルコペニアといいます。**そのため元気なうちから筋肉低下に備える必要があります。筋肉量が少ない人ほど将来の筋力低下による、要介護や寝たきりリスクが高まることが予想されます。**食事では良質なたんぱく質の摂取が欠かせません。**特に運動不足が思い当たる人は、食事や運動などの生活習慣を見直し筋肉アップをめざしていきましょう。

筋肉の低下につながる生活習慣チェック
※2つ以上該当する人は生活習慣、食生活を見直しましょう。

- 座りっぱなしの仕事
- 階段を上るのに手すりを使う
- 歩くのが遅くなった
- 休日はごろごろしている
- 立ったまま靴下が履けない
- めん類をよく食べる

単品にプラスするとグッと充実

炭水化物に偏ってしまい、たんぱく質と野菜量が少ないと筋肉量のアップは期待できません。例えば、ゆで卵を1個プラスするだけでたんぱく質に加え、ビタミンやミネラルも補えます。

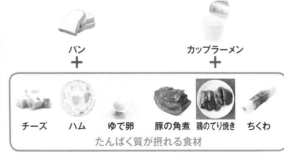

パン
＋

カップラーメン
＋

チーズ　　ハム　　ゆで卵　　豚の角煮　　鶏のてり焼き　　ちくわ

たんぱく質が摂れる食材

たんぱく質は筋肉の材料となる重要な栄養素!

甘辛い照焼ソースで味わう!

たっぷり照焼チキンとたまごのサンド
278円

野菜の旨味が凝縮されたソース

1/2日分の緑黄色野菜鶏のトマト煮
399円

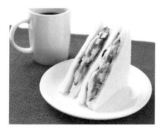

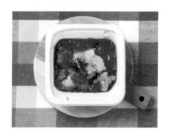

カロリー	364kcal
たんぱく質	17.9g
脂質	21.9g
炭水化物	24.6g 【糖質:22.8g】【食物繊維:1.8g】
食塩相当量	2.3g

カロリー	231kcal
たんぱく質	27.0g
脂質	9.9g
炭水化物	9.7g 【糖質:7.2g】【食物繊維:2.5g】
食塩相当量	2.3g

バランス度
★★★

たんぱく質量が豊富な組み合わせで、ほうれん草やズッキーニ、赤ピーマンも充実。こうした緑黄色野菜は、食物繊維やビタミンACEが豊富。カラダのダメージを軽減してくれます。

カロリー度
★★★

高たんぱく質、低カロリーなメニューなので合計577kcal。筋トレをする人に最適なカロリーです。このメニューは、女性や高齢の人で筋肉低下が気になる人にもおすすめです。

あっさり度(塩分)
★★

合計は4.6gやや多め。トマト煮のリコピンを存分に摂りたいので、残さないように。次の食事では、しっかり塩分を調整しましょう。

総合評価
★★★

たんぱく質の評価指標に「アミノ酸スコア」というものがあります。サンドイッチの具材、卵や鶏肉は、そのアミノ酸スコアが100に該当します。優秀な動物性たんぱく質なのです。

運動不足で体重が減ったら筋肉量低下の可能性。たんぱく質を摂って筋肉量を維持

ラテンの味で野菜をたっぷり

2種類のトルティーヤ
チキンとパストラミポークサラダ
398円

白菜、もやし、ニラの3種の野菜がイン!

本場韓国産キムチ使用!
豚キムチ鍋
498円

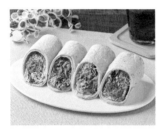

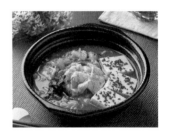

カロリー	453kcal
たんぱく質	12.3g
脂質	25.1g
炭水化物	46.3g 【糖質：42.3g】 【食物繊維：4.0g】
食塩相当量	3.0g

カロリー	178kcal
たんぱく質	12.0g
脂質	9.5g
炭水化物	13.4g 【糖質：9.0g】 【食物繊維：4.4g】
食塩相当量	4.9g

バランス度
★★★

たんぱく質が豊富に含まれる組み合わせ。野菜は不足しがちに思えますが、トルティーヤから想像以上に野菜が摂れます。豚キムチ鍋からも白菜、もやし、ニラがしっかり摂れます。

カロリー度
★★★

合計は631kcal。食べごたえ抜群。カロリーがしっかり摂れるので活動量が高い人、メタボだけどしっかり食べたい人向けのカロリーです。

あっさり度（塩分）
★

合計は7.9gで多めです。キムチ鍋のスープは多めに残すと現状より塩分を下げることができます。

総合評価
★★★

筋肉アップに良質なたんぱく質を。キムチ鍋と組み合わせることで脂肪燃焼、スタミナ増進も期待できます。女性や高齢の人は筋肉量が減少しやすいので、3食からたんぱく質を摂ることが大切。

筋肉量の減少は生活習慣病のもと。早めに食事改善を!

そぼろ・卵そぼろ・野沢菜の定番具材

スモークチキンにきざんだゆで卵!

ミニ鶏そぼろごはん
340円

チキンのシーザーサラダ ミモザ風
330円

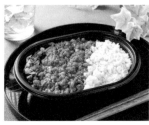

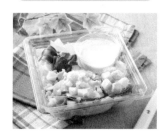

カロリー	402kcal
たんぱく質	16.0g
脂質	7.5g
炭水化物	68.1g 【糖質:66.9g】 【食物繊維:1.2g】
食塩相当量	2.18g

カロリー	148kcal
たんぱく質	8.1g
脂質	11.0g
炭水化物	4.8g 【糖質:3.3g】 【食物繊維:1.5g】
食塩相当量	1.37g

バランス度
★★★

鶏そぼろのミニ弁当は、たんぱく質量が豊富。スモークチキンやゆで卵が入ったサラダを選べば、さらにたんぱく質量がアップします。ビタミンCはレタス、ほうれん草から。

カロリー度
★★★

合計は550kcal。ごはんは約160g。炭水化物を控えたい女性やごはん量を多く食べられない高齢の人におすすめです。

あっさり度(塩分)
★★★

合計は3.55gで適量です。さらに塩分をオフするならサラダのドレッシングを少なめにしましょう。

総合評価
★★★

朝食を食べない人や朝食にたんぱく質が不足している人は筋肉がつきにくいことがわかっています。1日の始まりの朝食からしっかりたんぱく質を意識したいですね。朝食抜きはNGです。

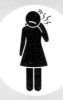

ビタミンB群とビタミンEをしっかり摂る！

肩こりが気になる人

座りっぱなしの仕事、子育てなど、何かと肩がこりやすいもの。しかも忙しいと肩こりはそのまま放置しがちになり、さらに疲れがたまってしまうことに……。肩こりの多くは筋肉が緊張して硬くなり、血流が悪くなっている状態。**ひどくなると頭痛や目の疲れ、吐き気が起こることもあるので、こまめに対処したほうがいい**でしょう。またストレスや冷え性、運動不足、更年期障害も一因とされています。チェックしたい栄養素は、**ビタミンB群とビタミンEをしっかり摂る**こと。そしてカラダを温める効果が期待できる、**しょうがやカレーといった香辛料を使ったメニューを選ぶことがポイント**です。食生活も重要ですが、マッサージやストレッチ、適度な運動でも血行がよくなるので、運動不足の人は心がけましょう。

肩こりになりやすい生活習慣チェック
※2つ以上該当する人は生活習慣、食生活を見直しましょう。

- [ ] 毎日パソコンを使う
- [ ] 重い荷物を持つことが多い
- [ ] 朝食を食べない
- [ ] 冷え性
- [ ] シャワーで済ませる日が多い
- [ ] 運動不足
- [ ] 長時間同じ姿勢で作業している（座りっぱなし、立ちっぱなし）
- [ ] 冷たいものを食べることが多い

肩こりによいとされる栄養素

ビタミンB群は水溶性ビタミンなので過剰にとった場合は体外に排出されます。ビタミンEは脂溶性ビタミンのため、通常の食事では問題ありませんが、サプリメントでの摂り過ぎには注意しましょう。

ビタミンB1	乳酸を分解し、筋肉の疲れを和らげる
ビタミンB2	代謝を高め、疲れにくくする
ビタミンB12	肩こりで傷ついた末梢神経の傷を回復する
ビタミンE	血行を促進して乳酸の排泄を高める

ほうれん草と鮭で血流改善。
たっぷりのねぎで疲労回復

血流改善を期待できる鮭入り

紅鮭とほうれん草の
クリームパスタ
321円

野菜だけじゃ物足りない時に

ねぎ盛り!
ねぎ塩チキンのサラダ
399円

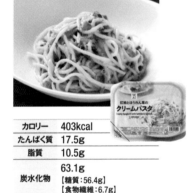

カロリー	403kcal
たんぱく質	17.5g
脂質	10.5g
炭水化物	63.1g 【糖質：56.4g】 【食物繊維：6.7g】
食塩相当量	3.3g

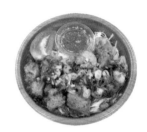

カロリー	292kcal
たんぱく質	17.0g
脂質	18.7g
炭水化物	15.4g 【糖質：12.7g】 【食物繊維：2.7g】
食塩相当量	4.7g

バランス度 ★★★	血流の滞り解消には、温かいパスタが最適。栄養価の高いほうれん草や鮭も血流改善に役立地ます。サラダに入るたっぷりのねぎはアリシンがたくさん含まれるので疲労回復に◎。
カロリー度 ★★★	合計は565kcal。デスクワークの女性やメタボが気になる男性におすすめ。
あっさり度（塩分） ★	合計は6.8ｇと多め。パスタのクリームソースやサラダのドレッシングを少し残すなど減塩しましょう。
総合評価 ★★★☆	ストレスも血流を滞らせる原因です。体温を上げるたんぱく質や野菜からビタミン不足を解消し、バランスのよい食事を心がけましょう。炭水化物に偏るのは、絶対NGです。

肩こりで凝り固まった筋肉は
温野菜メニューのコンビでほぐす

野菜とオイスターソースの旨味

8品目具材の中華丼

430円

つるしベーコンをトッピング

**1/2日分の野菜が摂れる
コンソメスープ**

398円

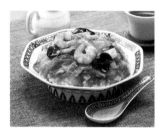

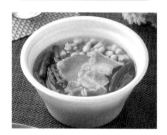

カロリー	442kcal
たんぱく質	10.7g
脂質	14.7g
炭水化物	67.0g 【糖質：65.0g】【食物繊維：2.0g】
食塩相当量	2.2g

カロリー	150kcal
たんぱく質	7.8g
脂質	7.2g
炭水化物	15.6g 【糖質：10.7g】【食物繊維：4.9g】
食塩相当量	3.0g

バランス度
★★★

肩こりは冷えや寒さも一因。固くなった筋肉をほぐすためにも白菜、チンゲン菜、きくらげなどが入った中華丼とコンソメスープのあったかメニューでカラダを温めましょう。

カロリー度
★★★

合計は592kcal。食べごたえがあるので、メタボが気になる人や夜遅くに食事を摂る男性におすすめのカロリーです。

あっさり度（塩分）
★

合計は5.2ｇで多め。スープは具沢山で野菜からカリウムが摂れますが、少し残して減塩しましょう。

総合評価
★★★

同じ姿勢でじっとしていると、血行が悪くなり筋肉も固まります。寒さやエアコンによる冷えも注意。室内でのデスクワーク作業が多い人は温かい飲み物や食べ物で肩こりの悪化を防ぎましょう。

栄養不足も肩こりの原因に。
バランスを整えて血行を改善

深みのあるトマトソースが◎

**完熟トマトの旨味!
ナポリタン**
【430円】

シャキシャキ食感が◎

ミックスサラダ
【118円】

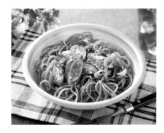

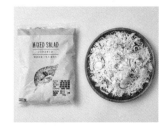

カロリー	548kcal
たんぱく質	21.4g
脂質	17.0g
炭水化物	81.2g 【糖質：73.7g】 【食物繊維：7.5g】
食塩相当量	3.3g

カロリー	22kcal
たんぱく質	1.2g
脂質	0.2g
炭水化物	5.0g 【糖質：3.3g】 【食物繊維：1.7g】
食塩相当量	0.02g

バランス度
★★★

ナポリタンのトマトソースはリコピンが豊富で血流改善に役立ちます。ナポリタンだけでもバランス良好ですが、老廃物の排泄効果があるカリウムたっぷりサラダを追加するとよりヘルシーに。

カロリー度
★★★

合計は570kcal。パスタが太めで食べごたえがあるのにカロリー低め。夜遅い食事やメタボが気になる男性におすすめです。

あっさり度（塩分）
★★★

合計は3.32gで適量です。ただし、ドレッシングを使用していないため、使用する場合はたっぷりかけないようにしましょう。

総合評価
★★★

肩こりは温かいメニューや血流をよくする栄養素に注目することがポイント。食物繊維やカリウムの力を借りて、カラダの老廃物を排泄し、血流をスムーズにしましょう。

❼ どうしても唐揚げを食べたい人は

たんぱく質を
30g以上摂れる!

付け合わせの
救世主

**若鶏のから揚げ弁当
レモンポン酢**
537円

**7プレミアム
千切りキャベツ**
108円

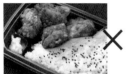 ×

カロリー	637kcal
たんぱく質	38.4g
脂質	18.3g
炭水化物	83.6g【糖質:75.8g】【食物繊維:7.8g】
食塩相当量	3.1g

カロリー	35kcal
たんぱく質	2.0g
脂質	0.3g
炭水化物	7.8g【糖質:5.1g】【食物繊維:2.7g】
食塩相当量	0.02g

バランス度 ★★★
野菜が少ない唐揚げ弁当は、キャベ
ツをプラスしてヘルシーさがアップ。
ほかに野菜の総菜やスープでも。

カロリー度 ★★
合計は672kcal。女性やメタボが気
になる男性にはやや多め。ごはんを
少し残せばカロリーダウンに。

あっさり度(塩分) ★★★
合計は3.1gで適量。キャベツはド
レッシングをつけずに食べても甘み
があるから試してみましょう。

総合評価 | ★★★
がっつり系の唐揚げ弁当は、野菜を
プラスすることでヘルシー度がアッ
プ。忘れずにセットにしましょう。

Ⓕ どうしてもカレーを食べたい人は

ころりとしたビーフで
食べ応えあり!

洗わずに食べられる
レタス&トレビス

**やわらかビーフと野菜とけこむ
コクが自慢の欧風カレー**
498 円

レタスミックスサラダ
138円

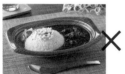 ×

カロリー	687kcal
たんぱく質	14.6g
脂質	31.7g
炭水化物	87.9g【糖質:84.3g】【食物繊維:3.6g】
食塩相当量	3.9g

カロリー	14kcal
たんぱく質	0.8g
脂質	0.1g
炭水化物	2.8g【糖質:1.5g】【食物繊維:1.3g】
食塩相当量	0.0g

バランス度 ★★★
カレーはどうしても炭水化物や脂質
が多めに。野菜はほとんど摂れない
ので野菜追加がマストです。

カロリー度 ★★
合計は701kcalで活動量が多い人に
はぴったりですが、デスクワークの
人にはやや多め。

あっさり度(塩分) ★★★
合計3.9gで適量。ドレッシングは
なしで、カレーにレタスをトッピン
グして食べると塩分を節約できる。

総合評価 | ★★★
カレーは早食いになりやすいので、
噛み応えのあるレタスサラダを組み
合わせてゆっくり食べましょう。

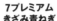

どうしてもラーメンを食べたい人は

意外に栄養
バランス良好

**一風堂監修
博多とんこつラーメン**
496円

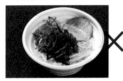

カロリー	516kcal
たんぱく質	23.3g
脂質	24.3g
炭水化物	58.1g 【糖質：43.7g】 【食物繊維：14.4g】
食塩相当量	5.9g

即席めんなどの
トッピングに

**7プレミアム
きざみ青ねぎ**
105円

カロリー	12kcal
たんぱく質	0.8g
脂質	0.1g
炭水化物	2.6g
食塩相当量	0g

バランス度 ★★★
ラーメンは炭水化物に偏りがちだが、このラーメンはきくらげ、チャーシューでバランス良好。

カロリー度 ★★★
合計は528kcal。意外と低カロリー。デスクワークの人やメタボ気味の人にもおすすめ。

あっさり度(塩分) ★
やはりラーメンなので合計は5.9gとかなり多め。残念ですが、スープはできるだけ多めに残しましょう。

総合評価
刻みねぎのトッピングは幅広く使えます。カリウム補給のため、ほかの食材も追加するとなおよし。

どうしてもハンバーグを食べたい人は

外はこんがり
中はジューシー!

**網焼き
ビーフハンバーグ**
598円

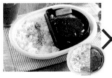

カロリー	647kcal
たんぱく質	29.7g
脂質	21.6g
炭水化物	85.8g 【糖質：81.3g】 【食物繊維：4.5g】
食塩相当量	3.83g

野菜はすべて
国産で安心!

大根ミックスサラダ
132円

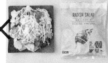

カロリー	22kcal
たんぱく質	0.8g
脂質	0.1g
炭水化物	2.6g
食塩相当量	0g

バランス度 ★★★
弁当の付け合わせの野菜は、にんじんのみ。『大根ミックスサラダ』などで野菜量をカバーするのが◎。

カロリー度 ★★
合計は669kcal。女性やメタボが気になる人にはやや多め。気になる人はごはんの量で調整を図りましょう。

あっさり度(塩分) ★★★
合計は3.83gで適量。ドレッシングを使わないでサラダも食べてみよう。無理な人は控えめに。

総合評価
ハンバーグは付け合わせ野菜が少ない場合は、必ずサラダや野菜の煮物などをセットにしましょう。

バランスのよい コンビニ朝食

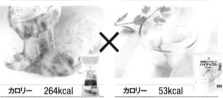

手軽に
たんぱく質補給

ブリトー マルゲリータ
235円

適度な酸味と
甘味が

お手軽カットフルーツ パイナップル
181円

カロリー	264kcal
たんぱく質	10.8g
脂質	10.2g
炭水化物	33.0g 【糖質:31.4g】【食物繊維:1.6g】
食塩相当量	1.4g

カロリー	53kcal
たんぱく質	0.6g
脂質	0.1g
炭水化物	13.7g 【糖質:12.5g】【食物繊維:1.2g】
食塩相当量	0.0g

バランス度 ★★★
『ブリトー』はたんぱく質が意外と豊富。トマトフィリングでリコピンを摂取。果物で食物繊維アップ。

カロリー度 ★★★
合計は317kcal。朝メニューとして適量。忙しい朝に手軽にカロリーチャージできる。

あっさり度(塩分) ★★★
合計は1.4gで適量。昼食と夕食はカリウムも取り入れ減塩を意識していこう。

総合評価 ★★★
温かいメニューで体温も上がる。たんぱく質が不足気味なのでヨーグルトをプラスすると、さらに◎。

じゃがいもで
食物繊維を!

ポテトサラダサンド
248円

ビタミンCを
補給!

7プレミアム キウイフルーツ
213円

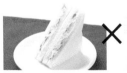

カロリー	267kcal
たんぱく質	7.9g
脂質	10.5g
炭水化物	35.6g 【糖質:32.3g】【食物繊維:3.3g】
食塩相当量	1.9g

カロリー	40kcal
たんぱく質	0.8g
脂質	0.1g
炭水化物	10.1g 【糖質:8.2g】【食物繊維:1.9g】
食塩相当量	0.0g

バランス度 ★★★
野菜は少ないが、ジャガイモは食物繊維、ビタミンCが摂れる。たんぱく質を追加するなら乳製品を。

カロリー度 ★★★
合計は302kcal。軽めの朝食におすすめのカロリー。足りないようであれば乳製品でカロリーアップを。

あっさり度(塩分) ★★★
合計は1.9gで適量。昼食も夕食も減塩を意識しよう。

総合評価 ★★★
「朝の果物は金」朝食に果物を。キウイはビタミンCのほか、食物繊維も摂れ、お通じにも効果的。

FamilyMart

バランスのよい コンビニ朝食

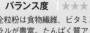

ポークハムと ゴーダチーズがイン!

全粒粉サンド 野菜ミックスサンド
320円

カロリー	274kcal
たんぱく質	9.7g
脂質	16.0g
炭水化物	24.0g 【糖質:21.4g】 【食物繊維:2.6g】
食塩相当量	2.4g

×

バナナの果肉を しっかり感じる

のむヨーグルトバナナ
128円

カロリー	137kcal
たんぱく質	6.2g
脂質	0.9g
炭水化物	26.0g 【糖質:25.9g】 【食物繊維:0.1g】
食塩相当量	0.2g

バランス度　★★★
全粒粉は食物繊維、ビタミン、ミネラルが豊富。たんぱく質アップアイテムはのむヨーグルトで。

カロリー度　★★★
合計は411kcal。手軽で食べ応えがある割には低カロリー。デスクワークの女性のランチにもおすすめ。

あっさり度(塩分)　★★★
合計は2.6gで適量。全粒粉サンドには塩分排出効果のあるカリウムも多く含まれる。

総合評価　★★☆
前述のほかに鉄、亜鉛、ビタミンB1などを含む全粒粉サンドは栄養価が優れた一品。見かけたら即ゲット。

ごまの風味を感じる もちっと食感

ごぼうと 蓮根サラダのパン
138円

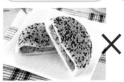

カロリー	320kcal
たんぱく質	6.0g
脂質	10.1g
炭水化物	31.8g 【糖質:30.1g】 【食物繊維:1.7g】
食塩相当量	1.6g

×

3種類の 味噌も使用!

とん汁　おかずになる 7種の具材たっぷり
228円

カロリー	148kcal
たんぱく質	6.1g
脂質	9.2g
炭水化物	11.2g 【糖質:9.0g】 【食物繊維:2.2g】
食塩相当量	2.7g

バランス度　★★★
パンは食物繊維、ビタミンE(ごま)が豊富。たんぱく質アップは豚汁で。7種の具材もヘルシーだ。

カロリー度　★★★
合計は468kcal。朝はしっかり食べたい人におすすめのカロリー。

あっさり度(塩分)　★★☆
合計は4.3gでやや多め。昼食や夜食はカリウムを意識し、塩分の多いめん類などは控えよう。

総合評価　★★☆
ごぼうと蓮根がとれる噛み応えのある新しいパン。よく噛むことで脳が活発に働き始める。

バランスのよい コンビニ朝食

こだわりの海鮮だしで
炊き上げた

**もっちもち!玄米おにぎり
クリームチーズ昆布**
140円

北海道産生クリームで
コク満点!

**ごろごろ具材の
クリームシチュー**
298円

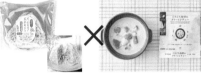

×

カロリー	205kcal
たんぱく質	4.7g
脂質	4.0g
炭水化物	38.7g【糖質:36.6g】【食物繊維:2.1g】
食塩相当量	1.31g

カロリー	294kcal
たんぱく質	8.8g
脂質	21.8g
炭水化物	15.7g【糖質:14.5g】【食物繊維:1.2g】
食塩相当量	1.6g

バランス度 ★★★

玄米は多様な栄養を含む優秀食材。
鉄、カルシウムも摂れ、疲労回復に
も役立つ。シチューで体温アップを。

カロリー度 ★★★

合計は499kcal。しっかり朝食を摂
りたい人におすすめのカロリー。デ
スクワークの女性のランチにも。

あっさり度（塩分） ★★★

合計は2.91g で適量。シチューのじ
ゃがいもはカリウムが豊富。塩分排
出に役立つ。

総合評価 |

玄米は白米に比べ、ビタミン、ミネ
ラル、食物繊維が豊富。特に女性に
不足しがちな栄養素が充実。

ローストくるみ・
角切りチーズを練り込んだ

**マチノパン ふにゃもち
五穀ブレッド くるみとチーズ**
150円

15種類の
野菜を使用

**1食分の野菜が摂れる
ミネストローネ**
160円

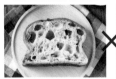

×

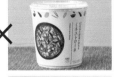

カロリー	212kcal
たんぱく質	8.3g
脂質	9.8g
炭水化物	23.6g【糖質:21.9g】【食物繊維:1.7g】
食塩相当量	1.3g

カロリー	56kcal
たんぱく質	1.8g
脂質	1.5g
炭水化物	9.8g【糖質:8.3g】【食物繊維:1.4g】
食塩相当量	1.3g

バランス度 ★★★

味わい深いパンはくるみやチーズ、
五穀（玄米、大麦など。が豊富。ミ
ネストローネはリコピンが摂れる。

カロリー度 ★★★

合計は268kcal。低カロリーなため、
ヨーグルトや牛乳、バナナなどでカ
ロリーアップしてもOK。

あっさり度（塩分） ★★★

合計は2.6 g で適量。昼食や夜食も
減塩を意識していこう。

総合評価 |

パンをとるなら五穀など付加価値の
あるパンを選ぼう。たんぱく質も意
外と含み、ミネラルも充実する

バランスのよい コンビニ夜食
セブン-イレブン編

風味豊かな
かに味噌がアクセント

7プレミアム FD かにぞうすい
159円

素材の旨味を
感じられる

セブンプレミアム 北海道男爵芋の肉じゃが
257円

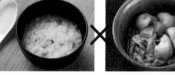

カロリー	74kcal
たんぱく質	2.7g
脂質	0.7g
炭水化物	14.2g 【糖質:14.0g】 【食物繊維:0.2g】
食塩相当量	1.4g

カロリー	221kcal
たんぱく質	10.1g
脂質	9.0g
炭水化物	26.5g 【糖質:23.1g】 【食物繊維:3.4g】
食塩相当量	2.0g

バランス度 ★★★
小腹がすいた時にもおすすめ。肉じゃがはたんぱく質と野菜がしっかり摂れる。

カロリー度 ★★★
合計は295kcal。食べてすぐ寝ても胃腸負担が少ない脂質とカロリー。

あっさり度（塩分） ★★★
合計は3.4g で適量。夜遅くの塩分摂取は控えめに。朝の血圧に影響する。

総合評価 ★★★
健康的な夜食や低カロリー、低脂質、低塩分が基本。そして満足感が得られる温かなメニューを選ぼう。

鶏の旨みが効いた
スープにこだわり

ダシが決め手! 鶏たまご粥
345円

豚肉と牛肉を使って
食べ応えも◎

トマト味ソースの ロールキャベツ
213円

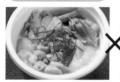 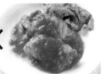

カロリー	320kcal
たんぱく質	6.0g
脂質	10.1g
炭水化物	31.8g 【糖質:30.1g】 【食物繊維:1.7g】
食塩相当量	1.6g

カロリー	55kcal（100gで計算）
たんぱく質	3.6g
脂質	1.0g
炭水化物	8.7g 【糖質:6.9g】 【食物繊維:1.8g】
食塩相当量	1.4g

バランス度 ★★★
寝る前は消化が良いメニューを。トマトソースのリコピンは抗酸化作用と活性酸素を除去する働きがある。

カロリー度 ★★★
合計は468kcal。低カロリーながら、食べ応えがある。朝食メニューにもおすすめ。

あっさり度（塩分） ★★★
合計は4.3g で適量。ロールキャベツからカリウムや食物繊維が摂れ、塩分排出に役立つ。

総合評価 ★★★
粥の商品は珍しい。朝食のイメージだが、温かな消化によい食事で良質な睡眠へと導こう。

バランスのよい コンビニ夜食

直火炊き製法で
ふっくら

ごはん130G
`98円`

カロリー	179kcal
たんぱく質	3.0g
脂質	0.3g
炭水化物	41.5g【糖質：41.1g】【食物繊維：0.4g】
食塩相当量	0.0g

×

牛肉や玉ねぎ、
にんじんをIN！

ごはんにちょいかけ！
プルコギ
`278円`

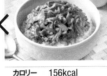

カロリー	156kcal
たんぱく質	6.2g
脂質	12.0g
炭水化物	7.1g【糖質：4.5g】【食物繊維：2.6g】
食塩相当量	1.3g

バランス度 ★★★

がっつり食べたいけど罪悪感がある人にはちょいかけシリーズが便利。赤ピーマンも含まれる。

カロリー度 ★★★

合計は335kcal。低カロリーだが、具沢山のため食べ応えがある。

あっさり度(塩分) ★★★

合計は1.3ｇで低塩分。日中に摂りすぎた塩分をここでリセットできる。

総合評価 ｜★★★☆

ごはんにかけるだけで簡単。ちょいかけシリーズは具沢山のものも多く満足度も高め。

のどごしの良い
三層麺

具だくさん
ミニ冷し中華
`356円`

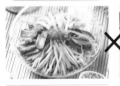

カロリー	285kcal
たんぱく質	10.5g
脂質	9.4g
炭水化物	41.0g【糖質：39.1g】【食物繊維：1.9g】
食塩相当量	2.9g

×

肉そぼろで
さっぱり&こってり

ピリ辛肉そぼろの
おつまみ冷やっこ
`298円`

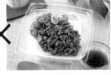

カロリー	146kcal
たんぱく質	11.7g
脂質	7.3g
炭水化物	9.6g【糖質：7.1g】【食物繊維：2.5g】
食塩相当量	2.4g

バランス度 ★★★

冷し中華は主食主菜副菜が揃った一品。たんぱく質アップには冷やっこを追加。

カロリー度 ★★★

合計は370kcal。冷やし中華はミニサイズがおすすめ。低カロリーに抑えられる。

あっさり度(塩分) ★

合計は5.3ｇで多め。たれを控えめにし、少しでも減塩しよう。

総合評価 ｜★★★☆

春から夏にかけてのレギュラー商品。夜食をヘルシーにしたいときはおすすめ。迷ったらミニの冷し中華を。

バランスのよい コンビニ夜食

ローソン編

うどんでも
鶏肉で満足度アップ

柚子胡椒香る鶏と
九条ねぎのおうどん
460円

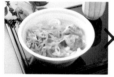

カロリー	392kcal
たんぱく質	23.0g
脂質	5.1g
炭水化物	4.6g 【糖質：62.4g】 【食物繊維：2.2g】
食塩相当量	4.07g

×

サラダ、パスタ、丼ものに
プラス

トッピング用
半熟たまご　1個
78円

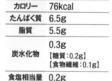

カロリー	76kcal
たんぱく質	6.5g
脂質	5.5g
炭水化物	0.3g 【糖質：0.2g】 【食物繊維：0.1g】
食塩相当量	0.2g

バランス度　★★★

夜食に限らず肌寒い時や食欲があまりない時などにもおすすめ。たんぱく質アップは消化のよい半熟卵で。

カロリー度　★★★

合計は468kcal。低カロリー。温かいメニューは満足度が上がる。

あっさり度(塩分)　★★

合計は4.27gでやや多め。うどんのスープは多めに残そう。

総合評価　★★★

和食の定番のひとつ「うどん」は消化が良いメニュー。具材の鶏肉とたまごはトリプトファンが豊富。

新潟県産こしひかり
を使用

もち麦ごはん
150g
150円

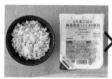

カロリー	201kcal
たんぱく質	3.6g
脂質	1.1g
炭水化物	45.9g 【糖質：42.6g】 【食物繊維：3.3g】
食塩相当量	0.0g

×

2種類のかつお出汁
を使用

おでん
550g
208円

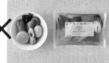

カロリー	161kcal
たんぱく質	12.7g
脂質	5.0g
炭水化物	18.0g 【糖質：14.7g】 【食物繊維：3.3g】
食塩相当量	6.01g

バランス度　★★★

7種のおでんは主菜副菜を兼ねた一品。もち麦ごはんの追加でミネラル、食物繊維がアップする。

カロリー度　★★★

合計は362kcal。おでんは食べ応えがあるが脂質が少なめで低カロリー。

あっさり度(塩分)　★

合計は6.01gで多め。おでんの汁はほとんど残すのがベスト。

総合評価　★★★

夜食メニューに困ったときはおでんをチョイス。冷蔵庫にストックしておくのもおすすめ。

どうしてもスイーツを食べたい人は

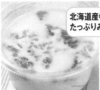

北海道産牛乳使用
たっぷりみかんの牛乳寒天 `203円`

甘さを抑えた
牛乳寒天&
みかん

カロリー	142kcal	炭水化物	25.1g【糖質：24.4g】【食物繊維：0.7g】
たんぱく質	3.1g		
脂質	3.4g	食塩相当量	0.11g

総合評価 ★★★ 低カロリーなうえ、牛乳からカルシウムたんぱく質がとれる。

きな粉をまぶした
一口サイズ

もちっとわらび餅
とろ〜り黒蜜入り `151円`

カロリー	155kcal	炭水化物	34.2g【糖質：33.1g】【食物繊維：1.1g】
たんぱく質	2.0g		
脂質	1.4g	食塩相当量	0.01g

総合評価 ★★★ きな粉は大豆でできている。たんぱく質、カルシウム、鉄が豊富

ふすまの味わい
生地を抑えたブラン

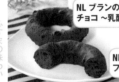

NL ブランのドーナツ
チョコ 〜乳酸菌入〜 `120円`

カロリー	257kcal	炭水化物	23.4g【糖質：12.5g】【食物繊維：10.9g】
たんぱく質	9.2g		
脂質	16.5g	食塩相当量	0.8g

総合評価 ★★★ ドーナツを食べた時は迷わずチョイス。食べ応えもある。

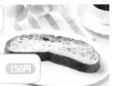

仕上げに
粉糖をトッピング

NL もち麦の
フレンチトースト `150円`

カロリー	207kcal	炭水化物	26.6g【糖質：17.6g】【食物繊維：9.0g】
たんぱく質	11.2g		
脂質	8.2g	食塩相当量	1.0g

総合評価 ★★★ 糖質を抑え、食物繊維たっぷり。もち麦はミネラルも豊富。

芳醇な
レーズンの味わい

1日不足分の鉄分が補える
ちいさなオールレーズン `118円`

カロリー	236kcal	炭水化物	41.1g【糖質：39.5g】【食物繊維：1.6g】
たんぱく質	3.2g		
脂質	6.8g	食塩相当量	0.3g

総合評価 ★★★ 疲れやすい、貧血が気になる女性は頻度を多めに食べたい。

オレンジピール
入りでサクサク

スーパー大麦入り
大麦クランチチョコ `138円`

カロリー	232kcal	炭水化物	29.0g【糖質：27.2g】【食物繊維：1.8g】
たんぱく質	3.2g		
脂質	11.9g	食塩相当量	0.1g

総合評価 ★★★ スーパー大麦バーリーマックスのお菓子は高機能。見逃せない！

夜勤・交代勤務者の食事の摂り方

夜間に働くタクシー運転手さんの実態調査

太りやすくなると糖尿病、肥満、高血圧、がんなど様々な病気のリスクが高まります。当センターが実施した深夜業のタクシー運転手さんを中心とした生活習慣調査でも、肥満者が多く、高血圧、糖尿病、脂質異常症については、すでに治療をしていると回答した人が半分以上見られる結果となりました。

夜勤後の食事は太りやすい？

遅い時間に食事を摂ると太りやすくなる――。これは交感神経と副交感神経、そのふたつで構成される自律神経のバランスに関係していることが原因とされています。交感神経は日中に活動する際、優位に働き、活動を活発にしたり、緊張を高めたり、アクティブに働く神経。一方、副交感神経は、夜にかけて、リラックス、休息、疲労回復に働く神経です。そのため、夜はエネルギー消費が低下し、使わなかったエネルギー源は体に溜まりやすくなることから太りやすいと考えられています。

さらにBMAL1（ビーマルワン）という体内時計も関係しており、脂肪の蓄積を促進するたんぱく質が日中に減少（15時に最も減少し、夜間（22時〜2時）に増加することも原因に挙げられます。

夜勤後にお酒を飲んだり、食事をしてすぐ寝てしまったり、3度の食事をきちんととせず、1度で大量に食べる、いわゆる"どか食い"をしたり……といった食生活も太りやすくなるので、できるだけ改善しましょう。

ポイント

- ☑ **エネルギー源となる炭水化物をしっかり摂る**
- ☑ **魚や肉、卵などのたんぱく質を含む食品を摂る**
- ☑ **野菜は片手のひらに乗るぐらいの量を摂る**

勤務前（夜）

朝食をイメージした食事を取りましょう。塩分が多いものは水分が欲しくなり、油の多い食事は胃腸の負担になるのでなるべく控えるのが正解です。

おにぎり　　　　**汁物・スープ**　　　　**サラダ**

勤務中（深夜）

エネルギーが多くならないように注意。軽めの食事を意識して。炭水化物に偏らないようたんぱく質、野菜を組み合わせることを忘れずに。

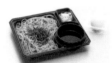 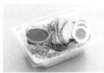 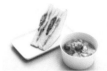

ざるそば+ゆで卵　　　**パスタサラダ**　　　**サンドイッチ+野菜スープ**

勤務後（朝・昼）

帰宅後、食事をしてすぐ寝る場合は消化のよい食事を意識して。夜勤明けにお酒を飲む人は、油分、塩分を多く含むおつまみに注意しましょう。

 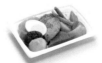

グラタン　　　　**煮物**　　　　**シチュー**

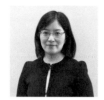

東京労災病院
治療就労両立支援センター
管理栄養士
平澤芳恵

予防医療に加え、治療と仕事の両立支援をするため、同センターで食事の取り方などをサポート。メタボリック症候群予防、働く女性の食生活などをテーマに、栄養相談や講演を実施。深夜勤務者のための食事選びの研究等にも携わっている。タクシー運転手などにスポットを当てた小冊子『深夜勤務者のための食生活ブック』やホームページで月2回更新の『管理栄養士が紹介する!コンビニ弁当＆サラダ・お惣菜』では、忙しく自炊する時間がない働く人がコンビニでもバランスがよい食事を摂る方法を指南している。

最新情報はこちら
https://www.tokyor.johas.go.jp

東京労災病院 管理栄養士監修

カラダにやさしい コンビニごはん 100

2021年4月21日発行

著者
平澤芳恵

発行人
水野麻紀子

発行所
株式会社小学館
〒101-8001 東京都千代田区一ツ橋2-3-1
編集　03・3230・5930
販売　03・5281・3555

印刷所
凸版印刷株式会社

製本所
牧製本印刷株式会社

編集協力
**独立行政法人
労働者健康安全機構 東京労災病院**
・
株式会社ファミリーマート
・
株式会社ローソン

デザイン／平沢 剛
撮影／黒石あみ
イラスト／山口絵美
制作／坂野弘明
販売／中山智子
宣伝／細川達司
資材／斉藤陽子
企画・編集／寺田剛治

Printed in Japan ISBN978-4-09-310683-2